내 몸이
반란을
일으킨다

내 몸이
반란을
일으킨다

김현숙 지음

지식공감

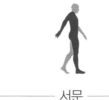

음식으로 치료하지 못하는 질병은 약으로도 고칠 수 없다

필자는 매일 먹는 음식이 곧 보약이라고 생각한다. 인간의 생명과 건강에 있어서 절대적인 것은 없다. 기원전 400년 전 서양의학의 아버지로 불리는 히포크라테스Hippocrates, 기원전 460~기원전 377는 "음식물로 치료하지 못하는 질병은 약으로도 고칠 수 없다."는 명언을 남겼다.

모든 질병은 환경과 음식으로 생겨나기 때문에 건강을 지키는 것은 대부분 환경과 음식으로부터 지켜질 수 있기에 어떻게 생활하고 무엇을 먹느냐가 중요하다. 사실상 우리 인간은 태어날 때부터 '약'을 먹고 자란 것이 아니라 태어나서는 어머니의 '젖'을 먹고, 시간이 지나면서 '음식'을 먹고 자라왔다.

오늘날 '현대의학'이 첨단 의료 기구를 동원하여 분석적인 방법으로 수술을 하고, 이물질인 화학제품을 투약하여 질병을 치료하고 있지만, 암이나 당뇨병, 고혈압, 중풍인 뇌졸중 등등을 현대의학 방법으로 수술하고 항암 주사와 약을 먹어서 치료되지 않는다는 것을 의학자들이 점점 깨닫고 있다. 그래서 선진국에서는 이미 현대의학의 한계를 절실히 느끼고 '대체의학'에 지대한 관심을 나타내며 연구에 몰두하고 있다.

옛말에 "병은 사람을 죽이지 않으나, 약은 사람을 죽일 수 있다."라는 말이 있다. 이 말은 전혀 해가 되지 않는 약은 없다는 뜻으로 약 속에 약과 독의 양면성이 있다는 말이다.

네덜란드 의사 베르하이트는 "머리는 차게, 발은 따뜻하게, 밥은 양에 조금 덜 차게 먹어야 한다."고 했고, 동양의학의 뿌리인 『동의보감東醫寶鑑』에서는 "머리는 차게 하고 발은 따뜻하게 하라."라는 뜻의 두한족열頭寒足熱을 강조했으며, 히포크라테스도 "질병은 우리들이 간직하고 있는 자연의 힘, 즉 자연 치유력으로 고칠 수 있다."고 역설했다. 즉, 이처럼 모든 성인병은 '스트레스'와 잘못된 식생활 습관에서 얻은 '문명병'으로, 운동은 적게 하면서 음식은 많이 먹어서 오는 것이 대부분이다.

질병은 우리 인체의 균형이 깨졌을 때 찾아오지만, 몸의 균형이 정상인 상태가 되었을 때는 질병이 나을 수 있는 원동력이 우리 몸에 내재되어 있어 스스로 발생한 질병을 이겨 낼 수 있다. 질병을 치료하는 것

음식으로 치료하지 못하는 질병은
약으로도 고칠 수 없다

은 의사나 약이 아니라 우리 몸 스스로가 간직하고 있는 힘인 면역계의
'자연 치유력'에 의해서 우리 몸 스스로가 우리의 건강을 지켜나가는 것
이다.

　우리의 인체 구조는 창조주가 우리 인간을 만들 때부터 균형과 조화
를 통하여 우리의 몸이 스스로 치료할 힘을 주셨기에, 균형과 조화가
이루어진 생활을 한다면 정상적인 면역 체계가 우리 몸에서 활동하기
때문에 질병 없는 몸으로 항상 건강을 영위할 수 있다는 것은 당연한
이치다.

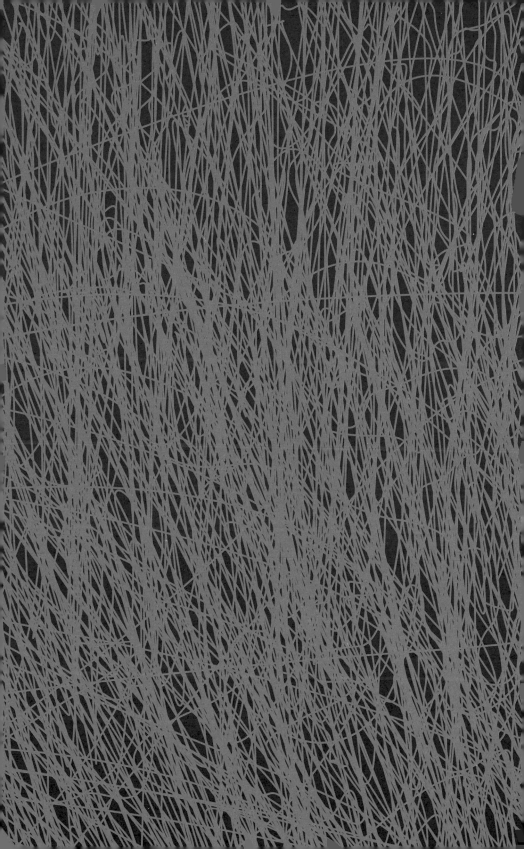

차례 · CONTENTS

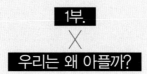

1부.

✕

우리는 왜 아플까?

2부.

×

올바른 생활 습관으로 건강을 회복하자

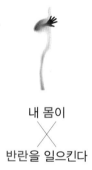

내 몸이
×
반란을 일으킨다

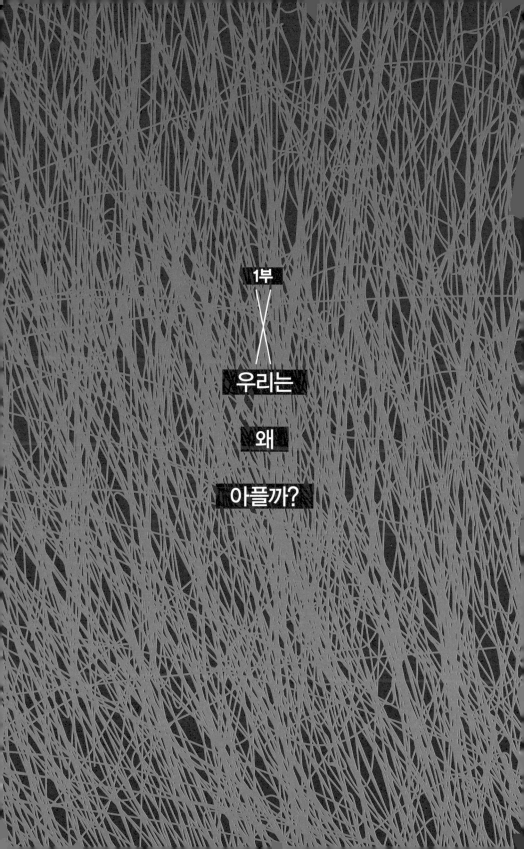

1부

우리는

왜

아플까?

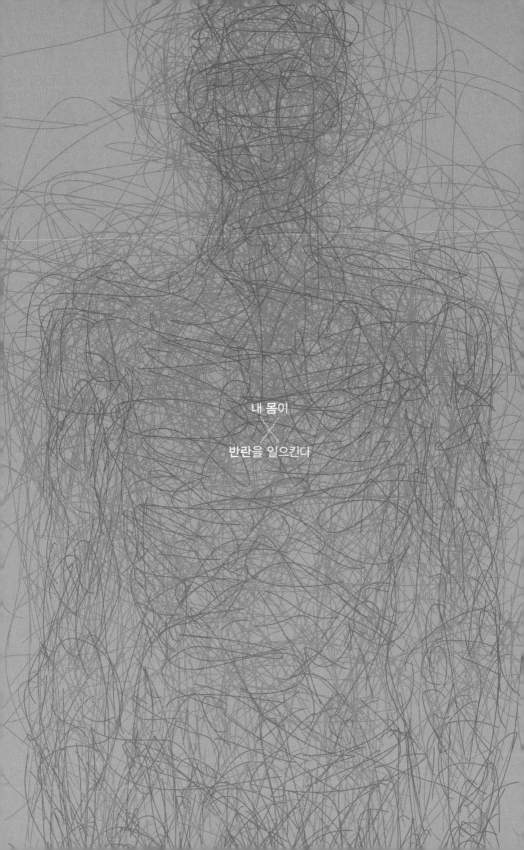

내 몸이

반란을 일으킨다

내 몸에 반란이
시작되었다

▶▶▶

모든 사람들은 건강하게 사는 것에 관심이 있다. 그러나 많은 사람들이 종합병원에서 건강하다는 진단 결과를 받았음에도 불구하고 정신적으로나 육체적으로 고통을 호소하며 자신이 건강한 상태가 아니라고 느낀다면 과연 건강하다고 할 수 있을까? 현대를 살아가고 있는 대부분의 사람들이 현대의학으로 치료할 수 없는 수많은 질병에 대해 속수무책으로 받아들이고 있는 것이 현실이다.

과학이 빠르게 발달하고, 의학도 엄청나게 발달하고 있는데 치료 방법은 왜 없는 것일까? 많은 질병들에 대한 치료 방법과 대안은 어디까지일까? 매스컴에서는 신약과 새로운 수술 방법 등으로 곧 모든 병에서 해방될 것처럼 발표하고 있지만, 과연 가능한 일일까? 왜 이렇게 의학은 발달하고 인간의 생활은 윤택해져만 가는데 병은 대책 없이 늘어만 가는 걸까? 우리의 몸이 반란을 일으키기 시작했다. 현재 대사성 질환에 더 이상 치료 방법이 없어서 의학계도 속수무책이 되어 가고 있다. 병이 생겼다는 것은 우리 몸의 기氣 시스템에 이상이 생겼다는 것으로, 몸이 정상적인 기능을 하지 못하고, 몸 안의 모든 부위 간의 유기적인 조화가 깨졌다는 의미다.

스트레스는 병을 일으키는
가장 큰 요인이다

　우리 몸에 병이 생기는 원인은 여러 가지가 있다. 하지만 인간의 몸은 그렇게 허술한 구조로 되어 있지 않기에 자연의 순리에 따라 살아간다면 인체는 병이 들지 않고 건강을 유지하도록 만들어졌다는것이다. 하지만 현대인들에게는 자연의 순리대로 살아가는 게 가장 어려운 삶의 숙제일 수도 있다. 몸에 좋다는 영양 가득한 음식을 섭취할지라도 우리에게 병이 찾아오는 것은 왜일까?

　현대시대에 살고있는 대부분의 사람들은 삶이 일명 전쟁과도 같은, 스트레스가 넘치는 환경속에서 살아가고 있다. 스트레스는 몸에 병을 일으키는 가장 큰 요인이라고 대부분의 의사들은 얘기하고 있는데 스트레스로 가득 찬 세상에서 많은 사람들이 건강하지 못한 삶을 살아가고 있는 것이 분명하다.

　현대를 살아가는 대부분의 사람들은 단순하게 직장생활을 하는 게 아니라 모든 것을 쟁취해 나가며 살아야 하는 힘든 상황 속에서 일하고 있다. 더 좋은 집, 더 좋은 핸드폰, 더 좋은 자동차 등등을 말이다.

'장수'보다 '건강하게
잘 사는 것'이 중요하다

　평균수명이 길어지면서 오래 사는 '장수'보다 '건강하게 잘 사는 것'이 중요한 과제로 떠올랐다. 세계 보건 기구WHO에서도 "건강이란 단순히

병이나 허약하지 않다는 등의 신체 상태만을 이야기하는 것이 아니다. 신체뿐만 아니라 마음이 건강하여 육체적, 정신적 및 사회적, 영적으로 완전히 양호한 존재 상태를 가리킨다."라고 말했듯이, 몸과 마음이 건강하다면 우리는 병으로부터 자유로워질 수 있다.

대부분의 사람들은 누구나 병 없이 오래 살기를 원한다. 필자가 어렸을 때, 건강이란 아침에 상쾌한 기분으로 잠자리에서 일어나서 잘 먹고 잘 배설하며, 잘 자고, 생업에 피곤을 느끼지 않는 것이 건강한 사람이라고 정의했다. 그러나 현대에 와서 건강이란 큰 병원에서 X-ray, CT, MRI, 초음파, 소변검사 등을 이용해 종합검진을 받아서 의사로부터 아무런 병명을 진단받지 않으면 건강한 사람이라고 말한다.

흥미롭게도 오늘날 대부분의 질병은 어느 정도까지는 예방할 수 있다고 많은 건강 전문가들이 인정하고 있다. 사람은 스스로 치료할 수 있으면서 신체의 뛰어난 면역 능력인 자연 치유력과 협조가 항상 이루어져 건강한 환경이 만들어지면 건강해질 수 있다는 것이다.

다양한 질병의 원인들

질병이란 한마디로 '인체의 항상성을 유지하려는 자기 조절 능력이 장애를 일으켜 인체 내부의 균형이 깨어진 상태'라고 할 수 있다. 이때 자기 조절 능력이 장애를 초래한 원인을 어디서 찾느냐에 따라 세균설, 체질설, 상극설 등의 세 가지 입장으로 나누어 볼 수 있다.

프랑스의 세균학자인 파스퇴르Louis Pasteur, 1822~1895는 병에 걸리게 되는 이유를 세균, 즉 바이러스 때문이라고 말했다. 그 뒤에 독일 뮌헨대학의 세균배양 학자인 페텐코퍼 Max Joseph von Pettenkofer, 1818~1901 교수는 세균 배양실에서 실수로 알칼리 액을 몇 방울 떨어뜨렸는데, 다음 날 세균이 번식되지 않고 모두 죽은 것을 보고 사람의 체질이 알칼리성으로 유지되어 있을 때 외부로부터 세균이 침투하더라도 균이 번식하지 못해서 병에 걸리지 않는다는 것을 알게 되었다. 그 후 그는 파스퇴르의 '세균설'을 반대하고, 인체의 '체질설'을 주장하며 사람의 몸이 산성 체질이 아니라 알칼리성 체질이 되면, 아무리 세균이나 바이러스가 몸속으로 침입해 들어오더라도 그 세균이나 바이러스가 더 이상 번식할 수 없어서 병에 걸리지 않는다고 주장했다. 병원균 자체가 병을 일으킨 진범이라는 세균설과는 달리 개인의 잘못된 식습관 등으로 혈액의 질이 나빠져서 세균이 번식하기 좋은 환경을 만들어 주고 있는 체질 쪽에서 병에 걸린다는 것이다. 페텐코퍼 교수는 사람의 체질을 산성 체질을 만드는 잘못된 식사와 온갖 스트레스를 피하고, 알칼리성 체질을 유지시킬 수 있는 식사와 스트레스 없는 유쾌한 정신 상태로 평화롭게 살아가는 방법을 제시했다.

오행木 나무, 火 불, 土 흙, 金 쇠, 水 물 상극설相剋說에서도 우리 몸의 건강 상태는 오장육부가 상극의 기운에 의해서 유지된다고 설명하고 있다. 이에 대해 잠깐 설명하면 다음과 같다.

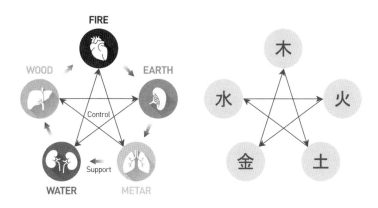

- 목극토木剋土: 나무는 흙을 이긴다. 흙을 메마르게 한다.
- 토극수土剋水: 흙은 물을 이긴다. 흙은 물을 탁하게 한다.
- 수극화水剋火: 물은 불을 이긴다. 물은 불을 끈다.
- 화극금火剋金: 불은 쇠를 이긴다. 불은 쇠를 녹인다.
- 금극목金剋木: 쇠는 나무를 이긴다. 쇠는 나무를 자른다.

나무는 흙에서 자라기 때문에 나무木가 흙土을 이기고, 물水을 흙에 부으면 부은 즉시 물을 흡수하기 때문에 흙土이 물水을 제어한다고 할 수 있다. 활활 타오르는 불火에 물水을 부으면 불은 금방 꺼지게 되고 쇠金는 녹아 물로 변한다. 나무木는 쇠金에 의해서 잘리므로 쇠의 영향을 받는다.

이렇게 자연을 가지고 설명했지만, 우리 몸의 오장육부를 오행과 관련하여 연결지어보면, 목木의 기운이 너무 강하거나 약하면 토土인 위장과 비장에 영향을 주고, 화火인 심장과 소장의 기운이 강하거나 약하면 금金인 폐장과 대장에 영향을 준다. 또한 금金인 폐장과 대장의 기운이 강하면 목木에 해당하는 간장과 담낭에 영향을 주며, 수水의 장부인 신장과 방광의 기운이 강하면 화火인 심장과 소장에 영향을 주게 된다.

　많은 세계적인 의학 건강학자들, 즉 파스퇴르, 페텐코퍼, 루이스 토머스 등이 인간의 안전한 건강에 대해 발표했지만, 오늘날 현대의학은 '스트레스'가 만병의 근원이라는 사실을 인정하고 있다.
　현재 세계 인구가 70억을 넘고 있다. '나'라는 존재는 우주에서 단 하나밖에 없다는 사실을 인식하고 부모에게 물려받은 소중한 몸을 잘 돌보는 것은 우리가 살아가면서 해야 할 가장 중요한 과제라 할 수 있다.

▶▶▶ **02**

인간은 우주의
축소판이다

▶▶▶

인체의 신비와
천지창조

　필자는 한의학을 통해 '인체는 천지의 축소판'이라는 사실을 늘 확인
한다. 인체의 신비를 천지창조와 상응해 보면, 참으로 신비하고 놀랍다.
　혹시 우주에 있는 별의 숫자가 인간의 몸 세포의 숫자와 비슷하다는
것을 알고 있는가? 그리고 천체의 별자리 모양도 사람이 서 있는 모양
을 하고 있다. 1986년, 영국의 『뉴사이언스』 과학잡지는 우주의 모든 별
자리를 컴퓨터에 입력시키면 사람의 모양을 하고 있다고 발표했다. 즉,
사람의 모습을 그대로 확대하면 우주의 모습과 같다는 것이다.
　사람의 머리가 둥근 것이 하늘과 같은 모양이라는 사실을 알고 있는
사람은 많지 않을 것이다. 그리고 인간의 발이 모난 것은, 즉 발바닥의
모양이 고르지 못하고 울퉁불퉁한 것은 땅과 같기 때문이라고 하는데
믿어지는가? 하늘에는 사시四時, 4계절가 있고, 사람에게는 사지四肢, 손발
가 있다. 하늘에 다섯 개의 행성금성, 수성, 목성, 화성, 토성이 있듯이, 사람에
게는 오장간장, 심장, 비장, 폐장, 신장이 존재한다.

또한, 행성의 이름에는 다음과 같이 '요일'이라는 비밀이 숨어 있다.

요일	행성	장부
월(月)요일	달	음(陰)
화(火)요일	화성	심장
수(水)요일	수성	신장
목(木)요일	목성	간장
금(金)요일	금성	폐장
토(土)요일	토성	비장
일(日)요일	태양	양(陽)

그런데 영국의 천문학자 윌리엄 허셜Friedrich William Herschel, 1738~1822이
천왕성을 발견하기 전까지 지구를 중심으로 천왕성과 해왕성은 당시 찾
지 못했기 때문에 행성의 수는 태양과 달을 제외한 다섯 개로 알려졌
다. 하지만 한의학의 기초를 이루는 태양, 달, 수성, 금성, 화성, 목성,
토성 등의 이름은 음양오행陰陽五行에 따라 정했다는 것이 확실시된다.

음양오행과
오장육부

동양의학의 중심을 이루는 음양오행은 자연현상을 인체의 오장과
그 밖의 관련 기관과 결부시킨다. 인체의 음양오행은 오장간장, 심장, 비장,
폐장, 신장이 '음陰'이고, 육부소장, 담낭, 위장, 방광, 대장는 '양陽'이라고 한다. 육
부는 태양과 같이 입을 통해 들어온 음식물을 체내에 필요한 에너지로
바꾸어 주는 담, 소장, 위장, 대장, 방광 등을 말하며, 오장은 달과 같

이 육부에서 흡수한 에너지를 체내의 에너지로 살림해 주는 기관으로 간장, 심장, 비장, 폐장, 신장 등을 말한다.

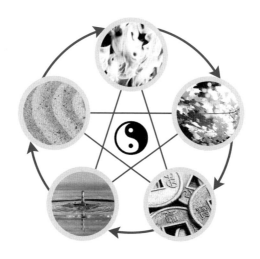

사람은 땅과 하늘의 기운을 받으며 살아간다

땅에는 또한 여섯 가지 기운, 즉 풍風, 바람, 한寒, 차다, 서暑, 더위, 습濕, 축축하다, 조燥, 말리다가 있듯이, 사람에게는 육부六腑, 즉 대장, 방광, 담낭, 소장, 위장, 삼초상초, 중초, 하초가 있다.

한의학에서는 생체의 기능이 외적 조건에 따라서 영향을 받으며, 생체는 외계에 부단히 적응하여 균형을 유지하며, 이 균형의 부조화로 병이 생긴다는 견해를 명백히 밝힌다. 공기가 흘러 움직이는 것을 풍風, 온도가 낮아지는 것을 한寒, 온도가 높아지는 것을 열熱, 습도가 늘어나는 것을 습濕, 습도가 약해지는 것을 조燥라고 했고, 그중에서 서열暑熱이 다시 더 나아가면 화火가 된다고 했는데, 이 여섯 가지 기후 변화를 요약하여 육기六氣라고 칭했다.

하루가 24시간이듯, 계절은 24절기, 즉 소한, 대한, 입춘, 우수, 경칩, 춘분, 청명, 곡우, 입하, 소만, 망종, 하지, 소서, 대서, 입추, 처서, 백로, 추분, 한로, 상강, 입동, 소설, 대설, 동지로 우주는 돌아간다.

계절	절기
봄	입춘, 우수, 경칩, 춘분, 청명, 곡우
여름	입하, 소만, 망종, 하지, 소서, 대서
가을	입추, 처서, 백로, 추분, 한로, 상강
겨울	입동, 소설, 대설, 동지, 소한, 대한

24시간을 주기로 하는 생체 리듬은 인간을 포함한 동물들의 수면과 섭식에 관여한다. 그뿐만 아니라 체온, 뇌파 활동, 호르몬 생성, 세포 재생성 같은 생물학적 활동의 패턴에도 관여한다. 게다가 낮의 길이에 따른 광주기성光週期性은 식물에서만 나타나는 것이 아니라 동물에서도 생리학적으로 매우 중요한 역할을 한다. 24절기가 있는 것처럼 이렇게 인간에게도 하루 24시간을 통해 생체 활동을 시작한다.

우주와 인간의 몸은 닮은꼴이다

우주가 12달로 돌아가듯이, 사람에게는 12경락經絡이 있다. 경락은 인체 내의 경맥과 낙맥을 아울러 이르는 말로서, 전신의 기혈氣血을 운행하고 각 부분을 조절하는 통로인데, 이 부분을 침이나 뜸으로 자극하여 병을 낫게 한다.

하늘에는 해와 달이 두 개가 떠 있으며, 사람에게는 두 눈이 있고, 하늘에는 밤과 낮이 있으며, 사람에게는 수면과 활동이 있다. 하늘에 우레와 번개가 있듯이, 사람에게는 기쁨과 분노의 감정이 있다.

지구에 산맥이 있듯이, 인체에는 척추뼈가 있어서 척추를 중심으로 자율신경계에 의해 생명을 유지해 나가고 있다. 지구의 산맥이 생명의 젖줄이 흐르는 큰 뼈대로서 지맥으로 연결되어 있는데, 인체는 수족과 사지가 관절로 잇대어 이를 통하여 온몸으로 기맥이 흐르고 있다. 우주가 흙으로 덮여 있듯이, 인간에게는 살피부이 있고, 초목이 있듯이 털이 있다. 즉, 인간의 몸은 흙으로 만들어져 있다. 그래서 오행목, 화, 토, 금, 수에서 '토'는 비위장과 관련되어 있으며, 우리 몸이 흙으로 이루어져 있다는 것을 설명하고 있다. 그리고 인간의 몸은 자연으로 비교했을 때 지구에 산의 초목들이 흙을 보호하고 있듯이, 인간의 몸의 털도 피부살를 보호하면서 온도 조절 및 흙을 보호하고 있다. 그리고 강물이 있듯이 핏줄이 있으며, 지표의 3분의 2가 바다이듯이, 인체의 70%는 수분이고, 지구가 오대양 육대주태평양, 대서양, 인도양, 남빙양, 북빙양의 오대양과 아시아, 아프리카, 유럽, 오세아니아, 남아메리카, 북아메리카의 육대주로 구성되어 있듯이, 인체도 오장육부五臟六腑, 간장, 심장, 비장, 폐장, 신장의 오장과 대장, 소장, 위장, 담낭, 방광, 삼초의 육부로 구성되어 있다.

심지어 인간 혈액의 무기질 성분은 바닷물 성분과 거의 같은 것으로 파악되고 있다. 1년이 365일이듯이, 인체에 365개의 기혈이 있고, 태양계의 중심에 불태양이 있고, 지구 중심에 불높은 온도의 지구 핵이 있듯이, 인체 중심에도 불심장이 있다. 또한, 지구의 자전축이 기울어져 있어 사계절이 생기듯이, 심장도 인체의 정중앙에 있지 않고 약간 왼쪽으로 기울어져 있다.

인체 내의 기氣와 혈血은 해와 달의 작용, 즉 태양 에너지와 달 에너지에 의해 고동치며, 여성의 달거리월경와 바다의 조수는 달의 영향을 받고 있다. 기와 피는 모두 생명 활동의 기본 물질이다. 서로 별개의 것이면서도 한편으로는 끊을 수 없는 관계를 지니고 있어 상호 의존과 상호 원조라는 밀접한 관계를 맺고 있다.

피는 비장, 위장이 흡수·소화·운송하는 정수의 음식물이 영기의 작용에 의해 상행되어 폐장 동맥에 주입되면서 폐장의 기와 결합되어 만들어진다. 일단 만들어지면 기가 흐르는 대표적인 경로인 '경맥經脈'을 따라 다시 기와 함께 흘러간다. 심장은 피를 관리하고, 간은 피를 저장하며, 비장은 피를 통합하는데, 그러한 작용이 가능한 것은 모든 장부의 기가 각각 그 작용을 발휘하고 있기 때문이다. 이처럼 피가 형성되고 순환할 때 시종 기는 떨어져 나가는 일이 없다. 기는 피를 만들고 순환시키며 또 피를 조절한다. 따라서 "기는 피를 통수하고 있다."라고 할 수 있다.

인간의 몸속에는
우주의 비밀이 들어 있다

인간의 몸속에는 이렇게 우주의 유전자 정보의 모든 비밀이 모두 담겨 있다. 따라서 인간은 대우주의 분신이자 소우주라고 할 수 있다. 우주 공간에 수많은 생명들이 있지만, 오직 인간만이 우주의 유전인자木·火·土·金·水의 5행 기운를 골고루 균형 있게 받았다.

필자는 중의사로서 환자를 진료할 경우 이런 하늘의 원리를 기본으로 삼고 진단하여 치료했을 때 병증의 원인뿐만 아니라 치료 결과도 빠르게 좋아지는 것을 경험했다. 인간을 소우주라 하는 것은 당연한 이치다. 의학과 의술이 발전되고 진단하는 기계가 최첨단이 되어 어떤 병증이 몸에 영향을 주는지 쉽게 찾을 수 있게 되었다. 그러나 치료에 대한 답은 소우주인 인체를 우주 변화 원리에 따라 이해해야만 오늘날 발병하는 많은 병을 쉽게 치료할 수 있는 방법이 나올 수 있다. 성경에도 이런 원리가 소개되어 있다.

"땅을 지으시고 그것을 만드셨으며 그것을 견고하게 하시되 혼돈하게 창조하지 아니하시고 사람이 거주하게 그것을 지으셨으니 나는 여호와라." 이사야 45:18

"여호와 하나님이 흙으로 사람을 지으시고 생기를 그 코에 불어넣으시니 사람이 생령이 된 지라." 창세기 2:7

사람은 죽으면 흙으로 돌아간다

한의학에서는 사람의 몸이 흙으로 만들어져 있다고 쓰여 있다. 오행인 목木, 화火, 토土, 금金, 수水 중에서 '토土'는 인간의 몸 대부분을 차지하는 '살'을 의미한다. 중국의 가장 오래된 의서 『황제내경黃帝內經』에서도 '간'은 목木이면서 '근육'을, '심장'은 화火이면서 '맥'을, '비장'은 토土이면서 '살'을, '폐장'은 쇠金이면서 '피부 표면'을, '신장'은 물水이면서 '뼈'를 주관한다고 기술하고 있다. 우리나라에도 "사람이 죽으면 흙으로 돌아간다."는 말이 있다. 이처럼 예부터 내려오는 말 중에는 한의학과 창조의 원리와 관련된 말들이 많이 사용하고 있다.

한의학에서 흙은 사람의 몸을 이루는 살을 의미한다. 우리 말의 "기가 막히다." "기가 막혀 죽겠다." 등은 모두 한의학에서 말하는 '기'를 의미한다. 기는 곧 혈을 끌고 가는 역할을 하여 자동차의 운전사처럼 우리 몸속의 모든 혈액 순환과 기운을 지배한다.

우주에 수많은 물질이 있음에도 왜 창조주는 인간의 몸을 흙으로 만들었을까? 그 많은 물질 중에서 흙이 유일하게 재생력이 탁월하고 모든 물질을 생성하는 역할을 해주기 때문이라고 생각한다. 인간의 몸은 대부분 살흙로 덮여 있으며, 피물가 대부분이다. 인간의 몸에 병이 생겼다는 것은, 곧 흙에 필요한 균이 역할을 제대로 하지 못하여 흙이 메마르고 오염이 되었다는 것과 같은 맥락이라고 생각한다. 흙이란 탁월한 재생 능력이 있을뿐더러 모든 것들을 소생시키는 역할을 한다. 사람의 몸이 곧 흙이라면, 어떤 병이 생겼을 때 그 흙이 재생할 환경만 만들어 준다면 회복시킬 수 있을 거라고 설명할 수 있다.

하루 24시간 생활 습관이
건강을 좌우한다

▶▶▶

현대의학과
질병

요즘 대부분의 많은 환자들이 예전에는 들어보지도 못했던 특수한 병들에 시달리고 있다. 암은 이미 일반화되어 버렸고, 병명조차도 들어보지 못했던 생소한 병들이 너무나 많다. 하지만 이렇게 병에 노출되어 있음에도 불구하고 특별한 치료 방법이 없다는 게 현재 의료계의 안타까운 현실이다. 과거에는 암에 걸리면 모두 살 수 없었지만, 이제는 너무나 흔한 병으로서 일반적인 암은 치료할 수 있게 되었다. 현대에는 대부분의 병명이 암으로 불린다. 그리고 의료가 발달되어 예전처럼 일반적인 암은 쉽게 치료도 가능한 시대에 살고 있다. 하지만 아러니하게도 점점 치료가 불가능한 특수한 병들이 너무나 많이 늘어나고 있다. 그래서 불치병들이 다시 인간에게 나타나고 있어 안타깝기만 한다.

현대의학에 따르면, 병의 종류도 만 가지가 넘고, 약물 치료법도 만 가지가 넘는다. 한 가지 병증에도 수십 가지의 치료법이 도입되고, 치료약 또한 100개 이상의 약이 필요하다는데 이 많은 병들을 치료하기 위해 얼마나 많은 치료약이 더 개발되어야 할까.

질병은 지금도 끊임없이 발견되어 이름 붙여지고 있지만, 현대의학으로 치료할 수 있는 병의 가지 수는 불과 30%도 안 된다. 날마다 새로운 의료 기술과 치료 기술이 발표되고 있고, 우리들이 알지도 못하는 새로운 병이 발생하고 있지만 진정 인간에게 과학문명과 함께 건강을 함께 누리고 사는 것은 현대의학에 따른 부작용도 많아서 인간에게는 끝없는 숙제가 아닐 수 없다.

현대의학에서는 많은 병을 수술이나 약물 요법으로 쉽게 치료되는 것 같지만 사실 수술 후에 위장 장애나 그 외의 많은 부작용이 따른다.

건강을 잃는 것은 전부를 잃는 것이다

건강한 신체와 맑은 정신을 가진 사람에게는 세상의 모든 것이 아름답게만 보일 것이다. "돈을 잃는 것은 일부를 잃는 것이지만, 건강을 잃는 것은 전부를 잃는 것이다."라는 명언이 있다. 건강이 얼마나 중요한지를 잘 일깨워주는 말이다.

현대인들은 과학 문명이 발달하면서 조물주의 원리로 만들어진 우주 법칙에 의한 삶이 아니라 그와 멀리 떨어진 삶을 살아가고 있기 때문에 이름 모를 병에 노출되고 있다. 즉, 인간이 창조주가 만들어 놓은 우주의 시간표대로 살아가고 있지 않기 때문에 의료 기술이 발달했음에도 불구하고 더 많은 질병에 걸리고 치료가 안 되는 것이다. 삶의 질은 높아졌다고 하지만 신체가 건강하지 못하다면 결국 행복을 모두 잃어버린

삶일 수밖에 없다. 옛날 우리 조상들의 삶을 들여다보면, 먹는 것과 입는 것, 잠자는 곳 외에는 크게 욕심을 가지고 살지 않았다.

필자는 농부의 딸로 태어나 아주 깊은 산골인 전라북도 진안군 주천면 무릉리에서 자랐다. 어린 시절 우리 부모님의 삶을 생각해 보면, 매일 하루 생활의 시작이 아침에 일찍 일어나서 삽 하나를 들고 논두렁과 밭두렁을 둘러보고 물꼴을 터주며 심어놓은 곡식들을 돌아본 후에 일찌감치 아침 식사를 했고, 오전에 일을 열심히 하다가 곁두리로 조금 간단한 음식으로 요기한 다음, 점심이 되면 점심 식사 후에 뜨거운 햇볕을 낮잠을 잠으로써 피하며 휴식도 취하고, 해가 누그러질 때쯤 일을 마무리한 후 저녁에는 간단한 식사로 끼니를 때우고 일찍 잠자리에 드는 것으로 하루 일상생활을 보냈다.

물론 이런 생활은 문명이 발달하지 않았기 때문에 자연과 친숙한 원시적인 생활이 가능했었다. 하지만 오히려 그 시대에는 그렇게 아침에 일찍 일어나서 논밭을 둘러보면서 산책하며 자연스럽게 가벼운 운동으로 건강을 지킬 수 있었던 것 같다. 저녁에 적게 먹고 일찍 자던 그 시절이, 질병으로 고통받는 현대보다 어쩌면 인간에게는 가장 건강하고 행복한 삶이었다고 생각한다.

인체의 육장육부도 시간마다 일하는 시간이 있다

하루가 24시간으로 돌아가듯, 인체의 육장육부五臟六腑, 간장, 심장, 비장, 폐장, 신장, 심포, 삼초, 담낭, 위장, 대장, 방광, 소장도 시간마다 일하는 시간이 있다. 육장육부는 정확하게 자신의 시간에 맞추어 일하는데 산업사회로 전환되면서 대부분의 사람들은 각 장부가 일하는 시간에 맞추어 살지 못하게 되었다. 현대사회는 이미 인간의 건강한 생활과는 먼 환경으로 변해 버린 지 오래되었고, 이로 인해 인간의 몸은 생활의 부조화로 인한 한계로 과학과 의학이 발달하지 못했던 시대보다도 더 힘들게 살아가고 있다.

하루의 시작은 오전 3시 30분인시에 시작하여 오후 5시 30분유시이 되면, 우리의 몸은 벌써 다음 날을 준비하는 상태로 들어간다. 우리의 몸은 창조주가 만들 때부터 하루의 24시간에 배속되어 육장육부의 시간표에 의해 살아갈 수 있도록 만들어졌다. 우리의 하루의 시작은 '폐'에서 하루를 시작하는 기를 열어서 '간'에서 모든 것을 정리한 후 다음 날을 준비하여 하루를 다시 시작하게 해준다는 십이지간十二支干의 원리로 이루어져 있다.

십이지간十二支干란 육십갑자六十甲子의 아래 단위를 이루는 요소이다. 자子-쥐, 축丑-소, 인寅-호랑이, 묘卯-토끼, 진辰-용, 사巳-뱀, 오午-말, 미未-양, 신申-원숭이, 유酉-닭, 술戌-개, 해亥-돼지의 열두 가지로 지지地支라고도 하며, 각기 다른 동물을 상징한다.

하루 24시간 동안 우리 몸의 육장육부가 활동하는 시간대와 원리를 살펴보면, 사람의 몸은 하나의 작은 우주로서 자연의 섭리에 따라 정교하고 신비롭게 움직이고 있다. 해가 뜨고 짐에 따라 하늘과 땅의 기운이 서로 순환하듯이, 하루 24시간에는 각기 자연의 흐름에 따른 순환 체계가 있다.

우리 몸의 구조는 이러한 자연의 흐름과 가장 잘 어울리게 짜여 있고, 이에 가장 잘 적응하게 활동하도록 되어 있다. 다만, 지역에 따라 또는 개개인에 따라서, 다르게 형성된 생활 습관 때문에 우리 스스로 이러한 흐름을 거스르고 있을 뿐이다.

만약 각 장기가 가장 왕성하게 활동할 시간에 그 활동이 원활하게 이루어지지 못하게 방해한다면, 그 기관만 약해지는 게 아니라 다른 장기까지 계속 영향을 미쳐 자연적으로 장부의 순환이 깨어지고 만다. 이러한 잘못된 생활 습관이 습관화되어 수년 동안 계속 굳어져 버린다면 건강은 기약할 수 없게 되어 버린다.

24시간 건강한 생활을 하려면 아침에는 폐장의 기를 깨워주기 위해 5시 30분이 되기 전에 일찍 일어나며, 매일 아침 식사하기 전인 진시 7:30~9:30 전에 용변을 보는 습관을 들이고, 아침은 꼭 먹는 습관을 들여야 한다. 옛날부터 아침은 황제처럼 먹으라고 했다. 그만큼 아침 진시 오전 7:30~9:30에 위장이 가장 강한 시간이기에 그때 식사를 하는 것이 우리 몸에 좋다는 것이다.

낮에는 조금씩 휴식을 취하면서 열심히 일하다가, 오후 늦은 시간부터는 가급적 찬바람을 쐬지 말고 편안한 마음으로 지내는 게 좋다.

그리고 저녁때는 특별한 일이 없는 한 일찍 집에 들어가서 오후 5시 30분 전유시에 가벼운 저녁을 먹고 몸을 쉬게 해준다. 이 시간이 되면 인간의 몸은 벌써 내일을 준비하기 때문이다. 잠자리에는 9시 30분해시 전에 드는 것이 좋지만, 그렇지 못할 경우에는 최소한 11시 30분자시 이전에는 잠을 자고 있도록 해야 한다. 이러한 흐름이 습관화되면 누구든 평생을 건강하고 쾌적하게 건강하게 살아갈 수 있다.

육장육부가 일하는 시간마다 맞추어 살아간다는 것이 현대를 살아가는 바쁜 생활인으로서는 다소 지키기 힘든 부분도 있지만, 장부가 일하는 시간에 맞는 생활은 우리 인간이 천명天命으로 타고난 120살을 살 수 있는 일과표라 할 수 있다.

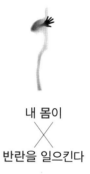

내 몸이
반란을 일으킨다

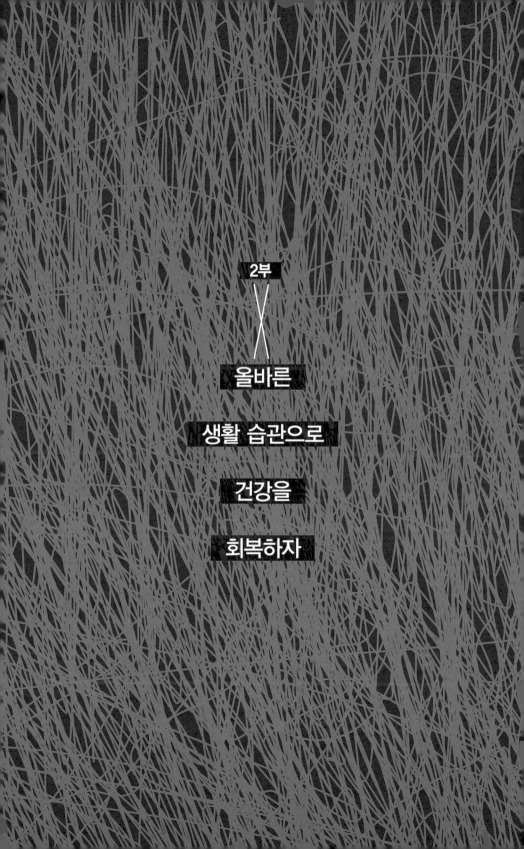

2부

올바른

생활 습관으로

건강을

회복하자

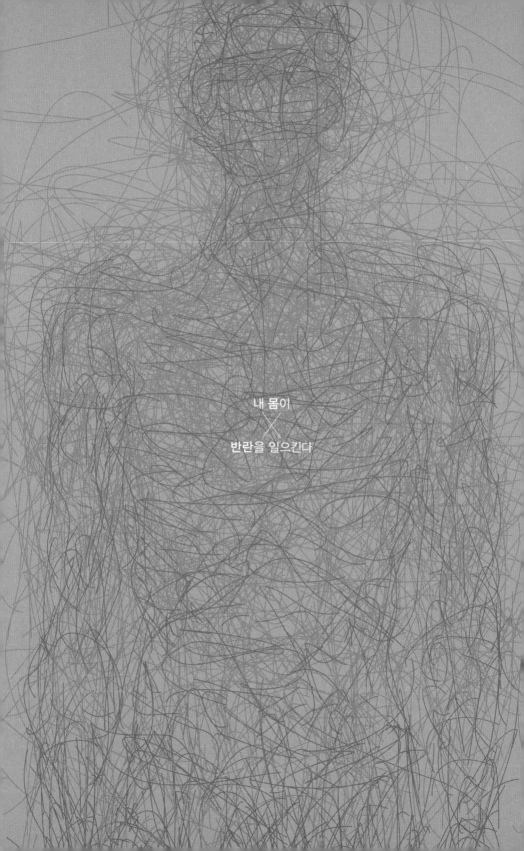

24시간 건강 생활법

인간의 12장부는 각기 일하는 시간이 정해져 있다.

그에 맞춰 생활 습관을 바꾸면 건강은 저절로 이루어진다.

· 1. 인시(寅時: 03:30~05:30)에는 '폐'가 일한다

▶ 인시(3:30~5:30)에는 무조건 자리에서 일어나라

· 2. 묘시(卯時: 05:30~07:30)에는 '대장'이 일한다

▶ 묘시(05:30~07:30)에는 대변을 보자

· 3. 진시(辰時: 07:30~09:30)에는 '위장'이 일한다

▶ 진시(07:30~09:30)에는 진지(아침 식사)를 들어라

· 4. 사시(巳時: 09:30~11:30)에는 '비장'이 일한다

▶ 사시(09:30~11:30)에는 하루 일을 시작하라

· 5. 오시(午時: 11:30~13:30)에는 '심장'이 일한다

▶ 오시(11:30~13:30)에는 몸과 마음을 편하게 하라

· 6. 미시(未時: 13:30~15:30)에는 '소장'이 일한다

▶ 미시(13:30~15:30)에는 열심히 일하라

· 7. 신시(申時: 15:30~17:30)에는 '방광'이 일한다

▶ 신시(15:30~17:30)에는 몸을 편안히 하고 피부를 보호하라

· 8. 유시(酉時: 17:30~19:30)에는 '신장'이 일한다

▶ 유시(17:30~19:30)에는 집에 들어가 가벼운 음식을 취하라

· 9. 술시(戌時: 19:30~21:30)에는 '심포'가 일한다

▶ 술시(19:30~21:30) 이후에는 음식을 먹지 마라

· 10. 해시(亥時: 21:30~23:30)에는 '삼초'가 일한다

▶ 해시(21:30~23:30)에는 따뜻한 잠자리에 들어라

· 11. 자시(子時: 23:30~01:30)에는 '담낭'이 일한다

▶ 자시(23:30~01:30)에는 반드시 자고 있어야 한다

· 12. 축시(丑時: 01:30~03:30)에는 '간'이 일한다

▶ 축시(01:30~03:30)에는 충분히 수면을 취하라

01 ◀◀◀

인시寅時에는
'폐'가 일한다

◀◀◀

인시03:30~05:30에는 무조건
자리에서 일어나라

　새벽 3시 30분부터 5시 30분까지의 인시寅時는 '폐'의 기운이 왕성한 시간이다. 폐는 호흡을 하는 기관이므로 이 시간에는 잠에서 깨어나 호흡을 하고, 움직이기 시작해야 한다. 또한, 인시는 하늘의 기운과 땅의 기운이 열리는 시간으로 모든 생명을 움직이게 만들어 주며 기氣를 응집하여 하루를 시작하게 해주는 원동력이 시작되는 때이기도 하다. 또한, 인시는 이슬이 내리는 시간이다. 과학적으로 이슬은 지상의 수증기가 찬 공기와 만나 형성된 물방울이라고 설명하지만, 필자는 새벽에 내리는 이슬을 '하늘과 땅이 응집하여 만들어 내는 특별한 생명수'라고 생각한다.

폐장의 구조와
기능

'폐장'은 천지창조의 기본인 음양오행陰陽五行의 원리 중에서 '금金'의 속성에 해당하고, 색깔로 표현하면 '흰색'에 해당한다. 흰색은 처음을 뜻하며, 인간이 이 세상에 태어나면서 첫 번째로 호흡을 시작하듯 흰색은 폐장을 통하여 호흡할 수 있도록 해주는 것과 관련이 있다. 조선시대 의서 『동의보감』에서는 우리 몸속의 오장을 색깔과 연관 지어 설명하고 있는데, '폐장'은 흰색을 상징한다. 그래서 폐장에 좋은 음식들은 주로 가을에 수확되는 흰색의 도라지, 생강, 파 뿌리, 무, 배, 인삼 등이다.

• 폐장의 시간에는 몸의 에너지를 만든다

폐장은 이른 새벽인 3시 30분에 깨어나며, 우리의 몸이 에너지를 가지고 하루를 활동할 수 있도록 해준다. 인시는 이른 시간으로 어두컴컴하여 빛이 없는 것처럼 여겨질 수도 있지만, 햇빛이 떠오르는 빛이 가득한 시간이다. 그래서 새벽에 걷거나 달리기를 하면서 심호흡을 하면 폐가 호흡과 피부를 통해 새벽의 신선한 빛을 받아들여 몸속의 세포들에게 충분한 수분과 에너지를 공급해 주기 때문에 우리 몸이 건강해진다.

일반적으로 폐는 피부와 허파를 통해 공기 중의 산소를 받아들이고 탄소를 내보내는 기관으로 알려져 있지만, 다른 한편으로는 공기 중에 있는 모든 빛의 색소를 몸속의 세포들이 받아들여 에너지화하는 기관이기도 하다. 그래서 우리는 몸에 심한 화상을 입었을 때 생명에 치명적인 영향을 받는다. 피부도 숨을 쉬고 있는 표면적을 많이 가지고 있기 때문이다.

• 흰색을 가까이하면 폐장이 웃는다

음양오행의 속성 측면에서도 폐는 피부를 주관하는 장부이기 때문에 피부가 호흡하지 못해 산소를 제대로 받아들이지 못하여 세포들이 죽기 때문에 치명적인 영향을 주는 것이다.

병원에서 간호사나 의사들이 주로 흰색 가운을 입는 것은 흰색이 빛을 모두 투과시켜 몸에 무지개색 전부를 비추어 새롭게 창조하는 세포를 만들어 주며, 아픈 환자들에게 흰색 빛에 많이 노출되게 함으로써 모든 장부에 영향을 주어 건강에 도움이 되기 때문이다.

일반적으로 폐장은 피부와 허파를 통해 공기 중의 산소를 받아들이고 탄소를 내보내는 기관으로 알려졌지만, 다른 한편으로는 공기 중에 있는 빛의 모든 색소를 몸 세포가 받아들여 에너지화하는 기관이기도 하다.

우리가 흔히 걸리는 감기의 원인도 폐 기능이 약해져, 즉 폐의 균형이 깨져서 발생하는 것으로 이때에는 약을 먹기보다는 흰색 속옷을 입고, 폐 기능에 좋은 가을에 추수하는 과일인 배나 도라지 등을 달여서 뜨겁게 여러 잔 마신 후에 땀을 내면서 휴식을 취해 폐 기능을 높여 주면 감기를 쉽게 이겨낼 수 있다.

주로 가을에 수확하는 과일과 채소들은 거의 흰색을 띠게 되는데 흰색 채소들은 폐를 건강하게 만들어주는 식품이다. 파나 양파의 흰색 부위는 오래전부터 감기를 치료하는 데 효과가 있어 많이 이용되었고, 백도라지, 무, 배 역시 흰색의 폐에 좋은 에너지를 가지고 있는 식품으로 폐에 작용한다.

의료가 발달하지 않은 시대에 살았던 우리 조상들은 감기 증상 같은 폐와 관련된 모든 치료에는 무나 배를 강판에 갈아서 황설탕이나 엿 혹은 꿀을 넣고 삭여서 그 물을 먹게 했는데, 두세 차례 먹으면 심한 기침과 가래 등이 치료되었다.

• 이슬은 사람에게 에너지를 만들어 준다

인시에 내리는 이슬은 자연에도 중요한 역할을 하듯 소우주인 사람에도 에너지를 만들어 주는 중요한 역할을 한다. 들판에 있는 모든 꽃과 나무들이 아무리 가뭄이 든다 해도 시들지 않고 살아 있는 것은 새벽에 내리는 생명수 역할을 하는 이슬을 먹었기 때문이다.

구약성경에 보면, 이스라엘 민족이 이집트를 탈출해 광야 생활을 할 때 사십 년 동안 만나를 먹었다는 이야기출애굽기 16:35 가 나온다. 이스라엘 백성이 광야에서 먹었던 만나는 과연 어떤 음식이었을까? 출애굽에 나오는 만나는 이스라엘 백성이 광야에서 방황할 때, 하느님께서 베풀어주신 음식이었다. 이슬과 함께 내렸다는 하얀 만나는 안식일을 제외하고는 매일 내렸고, 이스라엘 사람들은 만나를 구워서 과자를 만들거나 떡을 만들어 양식으로 사용했다고 설명하고 있다. 만나는 사막에서 자라는 나무나 관목의 잎사귀에 맺히는 이슬 모양의 형성물이었다. 하나님께서는 자연적인 일을 기적적인 방식으로 40년간의 광야 생활에서도 선사해 주셨는데, 지금 우주의 모든 만물들도 새벽에 내려주시는 이슬로 인해 살아가고 있다고 필자는 생각한다. 한의학에서도 인시에 내리는 이슬은 우리 몸의 입을 촉촉하게 해주는 부드러운 솜사탕이며, 눈물을 만들기도 하고, 세포 사이와 뼈와 뼈를 부드럽게 해주는 역할뿐만 아니라 우리가 하루를 생활하는 에너지원이라고 한다. 그래서 이슬과 관련하여 폐장 기운이 약해지면 눈물을 자주 흘리게 되고, 마음이 약해져서 우울증도 유발하면서 목소리와 다리에 힘이 없어지게 된다.

• 잔기침은 폐장의 기 부족에서 온다

인시는 하늘과 땅의 기운이 중화中和한 후의 가장 깨끗하고 촉촉한 신선한 공기를 마시기 위해 폐가 집중적으로 활동하는 시간이므로 하루를 활동하기 위한 하늘의 기운을 축적하는 의미를 가지므로 폐장이 약해져 있거나 좋지 않으면 새벽에 더 많이 잔기침한다. 한의학적으로 잔기침의 원인을 진단해 보면, 몸에 기운이 없을 때 폐장에서 이슬을 만들어 내지 못하여 기를 만들기 위한 자연적인 몸의 반응이라고 말한다. 기침은 호흡기 증상 중 가장 흔한 것으로 유해 물질이 기도 내에 들어오는 것을 방지하고, 폐와 기관지에 존재하는 해로운 물질을 제거하는 지극히 정상적인 신체 방어 작용이라 할 수 있다.

폐 이상으로 나타나는 병증

폐로 인해 나타나는 병증은 폐장 경맥으로 흐르는 기의 부조화로 인해 나타나며, 크게 폐장 경락을 따라 나타나는 병증과 폐 자체의 병증으로 나눌 수 있다.

우선, 폐장 경락을 따라 나타나는 병증으로는 가슴과 어깨 쪽이 아프고, 경맥을 따라 엄지손가락 부위와 겨드랑이 부분에 통증이 있을 수 있다.

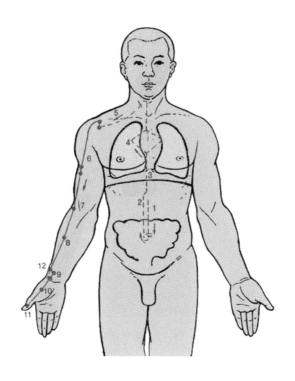

• 폐의 불균형으로 알레르기, 아토피, 기관지 천식, 폐렴, 폐암이 발생한다

폐의 균형이 깨지면 피부 질환, 기관지천식알레르기 질환으로 폐의 기운이 건
강하지 못할 때 나타나는 질병, 기관지염, 감기독감, 폐렴, 폐결핵, 폐기종, 폐암
등이 나타날 수 있다.

코와 피부는 폐와 대장의 주관하에 있으므로 비염이나 아토피, 탈모
등 피부 질환과도 관계가 깊다. 대장과 폐가 허약한 사람은 신장과 방
광을 뒷받침하는 힘이 약하고, 비장과 위장에 부담을 주게 되어 소화력
도 떨어지기도 한다. 또한, 불火 기운심장, 소장이 너무 왕성한 사람에게는
대장과 폐가 허약해질 가능성이 있으니 주의해야 한다. 폐와 대장은 쇠
金에 해당하기 때문이다.

• 폐장에 허증이 생겨 신경쇠약, 불면증, 호흡곤란, 천식이 생긴다

폐장이 허약해진 '허증'이 들면 천기天氣를 잘 받아들이지 못하기 때문에 기력이 쇠약해져서 전신무력증, 식은땀이 줄줄 흐르고, 신경쇠약에 걸리고, 깊은 잠을 잘 수 없고, 불면증에 시달리며, 불안하고 초조하며, 신경성 위십이지장궤양에 시달리며, 아무리 먹어도 살이 찌지 않는다. 간염, 배통등 통증, 늑간신경통, 인체의 측면이 잘 저리고, 수족이 잘 저리고, 심한 열병, 두통, 호흡곤란, 기관지천식, 기관지염, 폐결핵 등의 질병도 발생하게 된다.

• 폐장이 너무 강해서 숨 가쁨, 심한 기침, 기관지천식, 해수, 고혈압이 생긴다

폐장이 지나치게 강하면 숨이 답답하거나 가쁜 현상이 오는데, 이것은 심장으로 인하여 넘치는 화기가 상초심장과 폐장에 자리한 폐장이 제반 모든 기능을 제대로 수행하지 못하기 때문이다. 오행목, 화, 토, 금, 수에서 화불는 쇠金에 해당하는 폐장金을 열로써 녹이게 된다. 불기운이 강하면 쇠金는 물로 변하고, 불기운이 약하면 쇠가 녹지 못하여 제 기능을 못 하게 되는 것이다.

폐장의 균형이 깨져서 나타나는 대체적인 증상은, 팔 내측의 통증, 어깨 내측의 통증, 조금만 걸어도 숨이 가쁘고, 2층까지만 걸어 올라가도 숨이 가쁘고, 가슴 부근에 통증이 있으며, 피부가 자주 가렵고, 피부에 벌레가 기어 다니는 것 같고, 피부의 통증, 심한 기침, 기관지천식, 해수, 기관지염, 폐렴, 폐기종, 감기, 축농증, 비염, 고혈압, 상초의 열, 얼굴이 잘 달아오르고, 고혈압, 심장병, 피로, 권태로움 등의 증상이 생기게 된다.

그중에서 폐기종에 대해 살펴보면, 폐를 이루는 허파꽈리가 파괴되어

산소를 접촉하는 표면적이 줄어들고 폐의 탄력성이 저하되어 영구적인 기도폐쇄를 일으키는 질환이 바로 폐기종이다. 폐는 촉촉하고 말랑말랑한 비눗방울같이 생긴 허파꽈리가 모여 있는 구조인데, 염증으로 인해 허파꽈리 벽 자체가 파괴되고 줄어들면서 그 고유의 탄력성을 잃어버리는 것이다. 그 결과 폐의 탄성계수가 낮아지면서 자꾸 수축하려고 해서 기도가 좁아지면서 숨을 내쉬는 것이 어려워져 호흡 곤란 증상이 나타난다.

· 폐장의 기운으로 어혈을 치료한다

삐거나 수술한 환자들에게는 다친 부위에 어혈瘀血이 생긴다. 어혈이라는 개념은 한의학에만 있는데, 많은 사람들이 죽은 피가 뭉쳐져 있다고 생각하지만 죽은 피가 뭉친 것이 아니라 눈에 보이지 않는 기가 상처를 입을 때 순간적으로 기가 뭉쳐서 기의 흐름을 막게 되기 때문이다. 어혈을 빼주지 않게 되면 오랫동안 다친 부위가 회복되지 않고 통증이 오래갈 수 있다. 대개 일반 한의원에서 삐거나 부은 부분에 사혈을 한 후 피를 빼는 경우가 많은데 어혈을 빼는 개념과는 다른 치료 방법이다. 그래서 다친 부위나 통증과 멍이 들었다 해도 사혈을 하는 것은 좋은 치료 방법은 아닐 수 있다. 필자도 몇 군데 침 자리만으로도 어혈이 해결되는 것을 늘 경험하게 된다.

· 폐가 약하면 식은땀이 줄줄 난다

땀이란 몸 안에 생긴 열을 조절하기 위해 흘러나오는 액체를 말하는데, 식은땀이란 땀이 날 아무런 조건도 없이 흘러내리는 땀을 가리킨다. 이렇게 땀이 많이 나는 것을 한방에서는 '다한증'이라고 하며, 식사

할 때나 잠잘 때 지나치게 땀이 많이 나서 불편을 느끼면 병증으로 분류한다.

한방에서는 이렇게 나는 식은땀을 몸의 진액이 빠져나가는 것이라고 진단하여 크게 두 가지로 구분한다. 첫째, '자한自汗'이라 부르는 것은 수면과 관계없이 땀이 많이 나는 병증으로, 기가 허하거나 양이 허할 때 나타난다. 둘째, '도한盜汗'이라 부르는 것은 수면 중에 땀이 나며 잠을 깨면 즉시 그치는 현상으로, 혈이 허하거나 음이 허할 경우에 생긴다. 이런 식은땀은 몸이 약해서 오는 것이라고 할 수 있다. 한의학의 오행에서 폐는 모공과 땀을 관리 조절해 주는 역할을 한다고 쓰여 있다. 필자는 땀에 관련된 환자를 폐장을 기본으로 하여 치료했을 때 효과가 있었음을 경험했다.

• 스트레스로 폐장과 대장이 약해지면 탈모가 생긴다

예전엔 탈모나 대머리가 남성의 고민이었지만, 요즘은 여성 탈모 환자가 부쩍 늘며 남녀공용의 관심사인 동시에 고민거리가 됐다. 여성 탈모의 경우 남성처럼 완전히 대머리가 되는 경우는 많지 않지만, 탈모로 인한 스트레스는 여성이 훨씬 심각하다. 탈모가 일어나는 원인은 여러 가지가 있다. 유전적인 경우나 후천적인 관리소홀로 생기는 경우가 대부분이지만, 특정 질환이나 약물복용에 의해 탈모 증상이 나타나기도 한다. 후천적으로는, 여성의 경우 무리한 다이어트나 출산 후 영양 상태 불균형으로 탈모가 진행될 수 있다. 또 스트레스나 과로, 지루성 피부염 및 과도한 음주 흡연, 스트레스에 의한 두피의 반복적 염증 등이 탈모의 원인이 되기도 한다.

한의학에서 오행의 기운 중 금金은 계절로 가을을 나타낸다. 가을은

낙엽만 지는 것이 아니다. 물기를 잃고 색이 바래 우수수 떨어지는 나뭇잎처럼 공기도 건조해지면서 유난히 머리카락도 더 많이 빠진다. 일조량이 줄어드는 가을엔 인체가 호르몬변화를 일으켜, 탈모 환자뿐 아니라 일반인들도 소보다 많은 양의 탈모를 경험하게 되는 것이다. 한의학적으로 볼 때, 가을은 오장육부 중 폐 기운이 약해지고 마르기 쉬운 계절이다. 낮과 밤의 큰 기온 차, 건조한 날씨는 신체의 수분손실을 초래해 모발을 거칠게 하고, 따가운 가을 자외선은 약해진 모발을 갈라지고 끊어지게 하는 요인이 된다.

최근에는 '스트레스'로 인한 탈모도 남성뿐만 아니라 노인에서부터 어린이, 여성까지 부쩍 증가하는 추세다. 스트레스를 받게 되면 우리 몸의 자율 신경계는 흥분상태로 변하게 되는데 이런 상태가 지속되면 화火, 심장가 발생하면서 오행 중의 상극인 금金의 장부인 폐장과 대장에 영향을 주게 된다. 또한, 그러므로 해서 화火, 심장는 인체 상부로 몰리게 되면서 가슴이 답답하고 두근거리는 증상, 두통과 더불어 두피 충혈과 건조로 이어지게 된다. 건조한 땅에서 나무가 잘 자랄 수 없는 것과 같이, 충혈되고 건조한 두피에서는 머리카락이 건강하게 자랄 수 없는 것이다. 탈모로 많은 사람들이 스트레스를 받는 요즘 마음을 주관하는 장부인 심장火을 다스리지 못하고 피부와 머리카락을 건강해 주게 하는 폐장, 대장金이 균형을 잃게 되면 아무리 좋은 탈모제품을 사용한다 하더라도 일시적일 뿐이라는 것을 알아야 할 것이다.

• 폐 기능이 깨져 심한 비듬과 가려움증, 머리가 시린 증상이 생긴다

비듬으로 인해 양복 어깨선에 하얗게 내려 얹혀 있거나 가려움으로 인하여 고생하는 분들이 있다. 한의원에 와서 비듬을 치료해 달라고 하

는 경우는 거의 없지만, 폐를 치료하게 되면 비듬은 덤으로 아주 말끔하게 사라지는 것을 자주 경험한다.

한의학에서는 자연의 섭리 부조화로 생긴 결과물을 조화롭게 만들어 주었을 때 어떤 병증이든지 치료되는 것을 늘 목격한다. 서양의학에 의존하는 것도 좋지만, 두피에 관한 문제는 어느 장부에서 문제가 생겼는지 진단만 정확히 한다면 그렇게 어려운 치료는 아니다. 대체적으로 두피에 문제가 있는 사람들은 화심장에 문제가 동반하는 것을 발견하게 된다. 불이 강하거나 약하면 쇠를 녹이거나 역할을 못 하게 하므로 쇠에 해당하는 폐에 영향을 주어 피부 질환을 일으키게 되는 것이다.

필자는 중의사로서 일할 때 머리가 시리다고 호소하는 64세 환자를 치료한 적이 있다. 2013년 의료봉사로 다게스탄을 방문했을 때였다. 9월이었는데도 그 환자는 머리가 시리다고 털모자를 쓰고 있었다. 그리고 한 달 전에 중풍으로 입과 눈이 한쪽으로 비뚤어지는 '구완와사'가 왔었다고 했다. 그 말을 듣고 폐 경락에 차가운 기운이 강하게 들어왔다는 판단이 들어 폐의 균형을 유지하기 위해 지나치게 올라가 있는 폐 경락을 다스렸다. 그러자 그날 이후부터 차갑고 시린 기운이 없어져서 그 여성 환자는 더 이상 모자를 쓰지 않았다.

• 폐 기운이 약해지면 사지 무력증이 온다

필자는 폐 기운이 약해서 사지 무력증이 온 73세 남성 환자를 치료가 사례가 있다. 그분은 아주 친한 지인의 아버지인데, 침대에서 내려오지 못하고 갑자기 오줌을 벌벌 싸더라면서 자기네 집을 방문해 달라고 요청했다. 그래서 그 집을 방문한 필자는 환자의 폐의 균형을 맞추기 위해 침 자리에 자침刺針했더니, 30분 후 바로 기력을 찾고 일어나셨다. 이처럼 폐는 정한 기운을 만들어 온 사지에 전달하는 역할을 하기 때문에 폐를 강화하는 침 자리를 자침함으로써 치료했던 것이다.

• 폐 기운이 마르면 손과 발바닥이 딱딱해져 갈라지고 피가 난다

폐와 관련해서 필자는 폐 기운이 마르는 바람에 피부가 지나치게 건조해져서 고통받는 68세의 남성 환자를 치료한 사례가 있다. 처음 우리 한의원에 방문했을 때 손바닥이 논바닥 갈라지듯 갈라져 피가 나서 밴드를 감고 있었다. 물론 필자는 바로 폐의 문제로 판단하고 폐를 보하는 침 자리를 자침했고, 10분 후에 촉촉한 이슬이 손바닥에 생기는 것을 관찰할 수 있었다. 그 환자는 오랫동안 피부 때문에 고생을 많이 했는데, 그 후 몇 번 치료를 받고 많이 좋아져서 피부 치료보다는 전립선 치료를 했으며, 온 가족이 우리 한의원의 마니아가 되었다.

이처럼 폐는 피부를 주관하고 우리 몸의 에너지원인 수분과 관계가 있으므로 폐의 균형이 깨지면 폐와 관련된 많은 병증들이 나타난다. 그렇지만 폐에 영향을 주는 것은, 오행에서 폐는 금金이기 때문에 화火에 해당하는 장부인 소장과 심장에서 폐와 대장에 영향을 많이 주게 되어 폐와 대장에 관련된 병증이 발병하는 것이다.

• 폐가 약해지면 등이 굽는다

나이에 상관없이 등이 구부정한 사람들을 만나게 된다. 흉추 3~5번은 자율신경계로 보아도 폐와 연관이 있다. 등이 구부정하다는 것은 폐가 정상적인 활동을 하기 힘들기 때문에 폐를 보호하기 위해 자연적으로 앞으로 근육이 몰리는 현상이라 할 수 있다. 얼마 전에 등이 많이 굽은 환자가 내원했는데 폐를 보하는 침 자리를 자침했을 때 등이 거의

정상적으로 펴지는 것이었다. 그래서 폐가 정상적으로 안정이 되어 균형을 찾는다면 저절로 자신의 몸이 정상적으로 변한다고 설명해 드렸더니 그 환자도 그동안 어디에서도 왜 자기 어깨가 굽는지 원인을 얘기해 주지 않았다며 감사해 했다.

• 폐가 건강해지면 건초열, 알레르기성 비염이 치료된다

한의학에서는 '코'와 '폐'가 하나라고 말한다. 사람마다 콧구멍의 크기를 보면 그 사람의 폐의 크기를 알 수 있다. 비염은 알레르기성, 혈관운동성, 만성 비후성, 한랭성, 감염성, 미각성, 호르몬성, 약물성, 위축성 등 여러 가지 문제로 야기되지만, 폐의 기운이 건강하면 콧물, 코막힘, 재채기, 가려움증 등의 비염 증상은 쉽게 치료된다.

• 폐 기운이 넘치면 입이 마른다

폐는 사람의 몸의 수분과 에너지에 영향을 준다. 따라서 입에 침이 마른다는 것도 심장의 열이 있어서 폐의 기운을 말려 침을 마르게 하는 것이라 할 수 있다. 특히, 나이가 들면 입이 마르고 눈이 침침해진다고 많은 어르신들이 호소하는데 폐의 기운을 강화해 드리면 바로 입에서 침이 생겼다고들 한다. 이렇게 많은 역할들 가운데서 폐는 특별히 이슬을 온몸에 만들어 기를 만들고, 사람의 몸을 부드럽게 해주는 역할을 크게 해준다.

• 폐 기운이 약해지면 피부건조증이 생긴다

피부가 건조하다는 것은 곧 피부 속에 수분이 부족하다는 것이다. 시대가 좋아져 몸에다 바르는 좋은 보습 화장품이 홍수를 이루고 있지

만, 더 많은 피부 건조 환자가 발생하는 이유는 무엇일까? 그것은 피부에 수분을 마르게 하는 스트레스열 때문이라고 생각한다. 내 몸에서 자연적으로 수분을 만들어 내는 것이 무엇보다도 중요한데 열로 인한 폐 기운이 약화되어서 근본적으로 해결하지 못하고 있는 것이다.

많은 제약회사의 제품까지 홍수를 이루고 있지만, 근본적으로 폐의 기능을 정상화시키지 못한다면 완치는 어렵다. 무엇보다도 피부와 관련된 병증을 치료하기 위해서는 열을 먼저 내려주고, 폐를 강화해 주는 것이 가장 중요한 치료 방법이다.

• 폐 기운이 약해지면 온몸이 쑤시는 '백호역절풍'이 온다

몸살이 오면 뼛속부터 피부까지 온몸이 쑤셔온다고 표현한다. 이럴 때는 폐에 한기가 들어와서 온몸에 영향을 주는 것이므로 폐의 한기를 빼주는 곳에 자침하면 언제 그랬냐 싶게, 모르핀을 맞은 듯 모든 통증이 가라앉게 된다. 폐는 기를 만들어 주고 면역력을 강화해 주는 장부로서 폐기를 강화해 주면 감기는 물론이고 모든 피부 질환까지도 치료된다.

• 파킨슨병, 폐장의 기 손실이 원인이다

파킨슨병은 손발이 떨리고 행동이 느려지면서 근육이 굳어지는 것이 주 증상인 만성 퇴행성 뇌 질환 중의 하나다. 이 질환은 젊은 사람보다는 50세 이후 흔히 발생하지만 젊은 사람에게도 생길 수 있다. 성별에 따른 발생 빈도의 차이는 없지만, 우리나라에도 파킨슨병으로 고생하고 있는 환자가 증가하고 있으며 이 중 많은 수가 사회 활동을 하는 중에 증상이 나타난다고 한다.

파킨슨병의 증상은 아직까지 원인불명으로 대뇌와 척수 사이의 뇌간에 위치한 중뇌 속에 흑질이라 불리는 부위가 있는데 이곳에서 신경전달물질인 도파민이 부족해지고 이로 인해 신경세포 사이의 정보 전달에 이상이 생겨 몸의 움직임을 시작하는데 문제가 생기는 병증이다. 파킨슨병은 유전되는 질환이 아니며 전염되는 병도 아니라고 하는데 서양 의학에서도 현재 연구가 진행되고 있다.

파킨슨병은 안정하고 있을 때 손발이 떨리고, 근육이 굳어지고, 움직임이 느려지고, 몸의 균형과 보행에 어려움을 느끼고, 목소리가 작아지고 발음이 불분명해지고, 글씨를 쓰거나 단추를 채우는 등의 섬세한 운동 장애 등의 증상이 있다. 파킨슨병은 아직까지 현대의학으로도 원인 불명이며 뇌세포에 영향을 주어 뇌의 기능을 감퇴시킴으로써 오는 것으로 의학계는 밝히고 있다.

필자는 파킨슨병을 치료한 사례가 있다. 그중에서 두 가지만 소개하면 다음과 같다.

첫 번째 사례는 58세의 남성 환자를 치료한 것이다. 그분은 몇 년 전부터 허리가 굽고 힘이 없어져서 병원을 찾았는데 파킨슨병이란 진단을 받았다고 했다. 그동안 직장 생활을 잘했고 건강하게 사회생활을 잘했는데 점점 허리가 더 굽어지고, 힘차게 걷고 싶은데 발이 잘 안 떼어지고, 자신도 모르게 등이 굽어지고 다리에 힘이 빠졌다고 했다. 사실 한의학에서도 파킨슨병을 치료했다는 사례는 찾아보기 힘들다. 필자는 항상 환자를 치료하기 위해 진단 내리기 전에 환자와 대화를 많이 나눈다. 모든 병증을 자연의 법칙으로 만들어진 원리에 따라 대조하며 어디에서부터 병증이 왔으며, 우리 몸의 어떤 오장육부와 관련이 있을까를 생각해 봐야 했기 때문이다. 그 환자는 다리에 힘이 없었고 등이 굽어 있었다. 그리고 빨리 걷고 싶은데 잘 안 된다고 했다.

필자는 먼저 힘을 만들어 주며 기의 원천인 폐 경락과 다리로 흐르는 경락과 정기를 담고 뼈를 주관하는 신장, 그리고 우리들의 생각을 조절해 주고 몸의 병증을 이겨내게 해줄 수 있는 흙의 원천인 비장을 생각하며 치료에 들어갔다. 이렇게 한 시간쯤 치료하자 환자는 자기 다리에 힘이 들어간다고 했다. 그리고 뭔가 몸의 움직임이 달라졌다고 했다. 이후 환자는 날마다 치료를 받았는데 3일 후에는 주변 사람들에게 자신이 변한 것을 자랑할 만큼 건강해졌다. 심지어 운동 삼아 탁구도 조금 쳤는데, 두 시간 이상 탁구도 칠 수 있었다고 자랑했다.

한의학의 원리는 자연의 원리로 혈 자리가 있으며 12경락이 12장부와 연결되어 각각의 의미를 가지고 있다고 논술하고 있다. 늘 다양한 병증을 가지고 찾아오는 많은 환자들을 치료하기 위해서는 우주 만물의 법칙을 먼저 깨닫고 한의학과 관련되어 치료하게 되면 병증이 어디에서부터 원인이 되어 발병되었는지를 알게 되며, 또 그렇게 자연의 법칙에 따라 치료하면 환자들이 놀랄 만큼 치료 효과에 도달하는 것을 날마다 경험하게 된다.

파킨슨병 또한 여러 환자의 같은 병증을 치료했는데 놀랄 만큼 효과가 있었다. 단순한 병이 아니기에 시간은 걸리지만, 환자가 한의학을 믿고 따라준다면 완치에 도달할 수 있다고 생각한다.

또 다른 파킨슨병 치료 사례는 70세 요르단 남성 환자를 치료한 것이다. 이 환자는 필자가 요르단에 가서 만났다. 오랜 병증으로 누워서 꼼짝하지 못했다. 이미 다리에 힘이 없어서 가족들의 부축 없이는 병원에도 갈 수 없는 환자였기에 직접 집을 방문하여 파킨슨병을 치료해 주었다. 필자가 방문했을 때 요르단에서 중학교 선생을 한다는 아들은 아버지를 치료해 달라는 간절한 마음을 표현했다.

이들은 침에 대해서 잘 몰랐지만, 병을 치료할 수 있다는 말에 선뜻 치료에 응했다. 필자는 먼저 병증을 판단하기 위해 맥도 짚어 보고 환자의 상태도 꼼꼼히 살펴보았다. 그런 후에 먼저 몸에 힘을 주기 위해 폐를 다스린 후 심장에도 열이 있는 것으로 보여 심장을 다스린 후에야 신장을 치료하는 혈 자리에 침을 놓았다. 40분 후 이 요르단 할아버지는 혼자서 일어나 걸을 수 있는 힘이 생겼고, 가슴이 답답했는데 숨쉬기도 편안해졌다고 했다. 이 환자의 아들은 매우 기뻐하며 이곳에서 머물며 더 치료해 주면 안 되겠냐고 사정사정했다. 그러나 안타깝게도 다음 날은 다른 곳으로 이동하여 진료해야 해서 한 번밖에 치료할 수 없어서 무척 안타까웠다. 그렇지만 침을 맞은 후 환자가 바로 걷고 움직였다는 것은 치료 효과가 분명히 있다는 증거로 보였다.

현재 현대의학에서도 별 치료 방법이 없는 파킨슨병을 한의학으로 치료한다면 많은 환자들이 좋은 결과를 얻을 수 있을 것이라고 생각한다. 그렇지만 과연 파킨슨병 환자들이 얼마나 한의학을 믿을지 걱정이다. 왜냐하면, 많은 사람들이 한의학을 단순히 삐거나 소화가 안 되면 가는 곳 그리고 허리가 아프면 찜질하고 부항을 뜨고 마사지를 받기 위해 가는 곳으로 생각하기 때문이다.

| 폐의 균형이 깨지면 나타나는 병증들 |

- 가슴과 겨드랑이가 아프다.
- 비린내 나는 가래를 뱉는다.

- 눈곱이 많이 끼면서 딱딱하게 덩어리가 진다.

- 맑은 콧물을 흘린다.

- 얼굴이 창백하여 추운 데서 갓 들어온 것 같다.

- 전신에 열이 있고 갑갑해서 안절부절못한다.

- 목구멍이 마르고 입이 마른다.

- 기침하면 누런 가래가 나온다.

- 악관절 통증은 폐 기능의 부조화에서 온다.

- 가슴에 담이 결린 듯하다.

- 머리카락을 만지거나 건드리면 머리의 피부가 아프다.

- 숨이 차고 눕기가 어렵다.

폐장에 좋은 운동

- 심호흡, 폐장에 좋은 운동

심호흡은 우리가 날마다 쉬지 않고 하는 가장 중요한 일이다. 심호흡은 몸을 크게 움직이는 것은 아니므로 그 중요성을 느끼지 못할지 모르지만, 심호흡은 정말 중요하다. 심호흡은 산소를 많이 흡수하고, 노폐물을 배출하며, 몸의 긴장을 이완시켜주는 작용을 하고, 마음의 긴장을 풀어준다. 그래서 심호흡을 하면 성취도도 높아진다. 매일 아침 새벽 공기를 천천히 들이마신 후 내쉬는 심호흡 운동을 5~7번 반복 후

5분가량 안정을 취하게 되면 폐장이 건강해진다.

• 산책, 폐장의 세포를 건강하게 한다

많은 사람들이 산책하면 기분이 상쾌하고 즐거운 기분이 든다고 말한다. 음이온이 많은 숲이나 공원을 산책하면 폐장의 세포들이 건강해지기 때문에 기분이 상쾌해지기 때문이다.

• 수영, 폐장 기능을 활발하게 한다

수영은 폐장 기능을 활발하게 촉진시켜 혈압에도 좋은 영향을 미쳐 수영을 지속적으로 하게 되면 안정된 혈압을 유지할 수 있다. 폐에는 무산소 운동보다 유산소 운동이 좋다.

• 걷기, 폐장을 건강하게 해준다

걷기는 특별한 장비나 경제적인 투자 없이도 할 수 있는 가장 안전한 유산소 운동으로 알려져 있다. 허준許浚, 1539~1615 의 『동의보감』에는 "약보藥補보다 식보食補가 낫고 식보보다는 행보行補가 낫다."고 쓰여 있다. 즉, 좋은 약을 먹는 것보다 좋은 음식이 낫고, 음식을 먹는 것보다 걷기가 더 낫다. 이렇듯 걷기 운동은 이미 선조들로부터 검증된 건강법이다. 걷기는 폐장을 건강하게 하는 운동이기도 하지만, 혈압을 낮추고, 심장 등 순환 기능을 향상시켜 주며 혈관 내 콜레스테롤을 제거하는 효소의 수치를 높여 동맥경화에도 효과가 있다.

• 줄넘기, 전신 운동에 좋다

줄넘기는 정신 건강에도 좋은 효과가 있으며, 줄넘기하면서 땀을 배출하게 되면 기분이 전환되고 스트레스가 해소된다. 『동의보감』에서는 폐장이 사람의 땀과 모공을 조절해 주는 역할을 한다고 설명하고 있다. 또한, 혈액 순환이 잘되기 때문에 몸이 건강해지고 혈압을 낮출 수 있다. 또한, 전신을 모두 움직이는 유산소 운동으로 신체를 고루 발달시키고, 심폐 기능과 지구력, 근력, 평형감각, 운동 능력을 향상시켜 준다.

• 달리기, 호흡 능력을 발달시킨다

달리기를 하면 호흡 능력이 발달해서 폐장을 건강하게 해주고 심장과 혈관이 튼튼하게 해줄 뿐만 아니라 혈액도 맑게 해준다. 그리고 달리기는 유산소 운동으로서 호흡계의 환기 능력, 순환계의 산소 운반 능력, 근육계의 유산소 대사 능력을 동시에 발달시켜 동맥경화, 협심증, 고혈압, 심근경색, 뇌졸중 등 순환계 질환 예방에도 도움을 준다.

• 사이클링, 폐장의 기운을 높여 천식을 치료한다

사이클링을 일주일에 5회 이상 30분 정도의 운동으로 심혈관 질환과 그에 따른 사망을 50%까지 줄일 수 있고 직장암도 40%까지 줄일 수 있다. 또한, 심장을 더 강하게 훈련시킬 수 있을 뿐만 아니라 폐장의 기능을 높여 천식과 기관지염을 치료해 준다.

• 맨손 체조

동적인 운동은 관절의 회전 운동을 통해서 신진대사를 원활하게 하고, 심장과 폐를 튼튼하게 해주어 혈액 순환을 원활하게 도와준다.

폐를 건강하게 해주는 음식

• 가을에 나는 채소와 과일은 폐장에 좋다

　감기, 독감, 폐렴, 폐결핵, 기관지염, 천식 등 호흡기 질환 등은 면역력이 약해져 오는 병증인데, 이러한 병을 예방하기 위해서는 폐 기운을 강화시키는 운동과 음식이 중요하다. 한의학에서 '매운맛'은 폐의 기능을 좋게 하며, 폐는 계절로는 '가을'이며, 색깔로는 '흰색'이다. 그래서 폐에 좋은 음식이란 주로 가을에 나는 채소와 과일, 기를 저장하고 있는 뿌리 음식이다. 음식에서 흰색을 내는 색소에 들어 있는 안토크산틴 anthoxanthine, 플라보노이드 flavonoid 성분은 체내에서 산화 작용을 억제하며 유해 물질을 체외로 방출시키고, 몸속에 들어오는 바이러스와 세균에 대하여 저항력을 길러준다.

　실제로 무와 도라지 콩나물 등은 폐와 기관지에 좋은 음식으로, 환절기에 감기를 예방해 주어 호흡기가 약한 사람들에게 좋다. 음식이 흔하지 않던 시절에는 콩나물이 겨울철의 주된 음식이 되었는데, 지금 생각해 보면 그 흔했던 콩나물이 겨울철 면역력이 약해진 폐에 중요한 역할을 한 것 같다. 필자가 어릴 적 감기에 걸려서 기침하게 되면 엄마는 벽장에 넣어둔 꿀 항아리를 꺼내 반 토막 난 수저로 무를 긁어서 꿀을 넣어 먹여 주었다. 그 또한 지극히 과학적인 치료 방법이었음을 알게 된다. 우리가 감기 들었을 때 예전에 약 대신 먹었던 도라지, 배, 무, 동치미 등은 모두 폐의 면역력을 길러 주었던 음식이었다.

　문헌들을 살펴보면, 호두기름진액이 폐 질환 폐결핵, 폐렴 등, 기관지염, 알레르기천식, 아토피 등에 좋다고 쓰여 있는데, 호두 또한 가을에 수확하는 열매로 폐와 관련된 병증에 좋다. 무도라지 조청도 감기, 가래, 기침, 천식에 좋다. 죽염도 침으로 녹여서 먹으면 목감기, 가래, 천식, 기침 등에 좋은데, 특히 염증에 탁월하게 작용한다.

기침, 가래 등 기관지 호흡기 질환에 도움이 되려면 신선한 과일과 채소를 맘껏 먹도록 한다. 특히 무, 도라지, 호두기름진액, 생강, 더덕, 돌배, 연근, 표고버섯, 사과, 아스파라거스 등이 좋다. 그러나 돼지고기, 튀김, 버터, 치즈, 햄 등 지방이 많은 음식은 피해야 하고, 자극성이 강한 식품들과 단 음식, 찬 음식, 커피, 청량음료, 담배, 술 등도 삼가는 것이 좋다. 또한, 결핵 환자는 해조류를 많이 섭취하면 좋지 않으니 꼭 참고하자.

• 무·엿·천과, 폐장의 건강을 지켜준다

무는 소화제인 동시에 폐장을 건강하게 해주어 기침의 명약이다. 예부터 민간요법으로 무즙에 꿀을 적당히 넣어 천식과 소아의 백일해 치료에 즐겨 사용했다. 필자가 어렸을 때도 감기가 들면 부모님이 무즙을 먹였는데 감기가 쉽게 회복되었다. 무씨나 살구씨를 볶아서 가루를 내어 먹는 것도 심한 기침에 효과적이다. 그리고 무는 소화효소가 풍부하다. 따라서 음식물의 소화는 물론이고, 체내의 중금속이나 담배의 니코틴을 분해하는데 아주 뛰어난 효과를 발휘한다. 또한, 따뜻한 성질이 있어서 손상된 기관지와 폐를 온화하게 해주는 효과가 있어 폐 질환에 좋다. 도라지, 생강, 밭마늘 등을 넣어 무도라지 조청으로 만들어 먹으면 기관지에 좋다. 그 외에 박과에 속한 여러해살이 덩굴풀 천과도 좋다.

- 오미자, 폐 기능을 보호한다

오미자는 폐 기능을 보호하는 효과가 있다. 그래서 기침, 편도선염, 만성기관지염, 인후염 예방과 치료에 좋다. 한의학적으로 오미자는 폐를 돕는 효능이 뛰어난데, 만성 기관지확장증 환자의 기침과 천식에 매우 잘 듣고, 공기가 탁한 환경에서 종사하는 사람들의 기침, 가래 증상에 효과적이다. 아이가 기침을 자주 할 때 오미자 우린 물을 꾸준히 먹이면 효험이 있다. 이밖에 오미자는 혈당치를 떨어뜨려 당뇨병 환자의 갈증 해소에도 도움이 된다. 참고로, 오미자는 재배산보다는 자연산 오미자가 맛과 향, 효과 면에서 더욱 좋다.

- 생강, 기관지와 폐 조직을 생성시켜준다

생강은 양기를 돋우는 약성을 지니고 있어 기관지와 폐의 손상된 조직을 생성시키는 데 효과가 있다. 또한, 강한 양기의 힘으로 폐와 기관지에 찼던 음기를 발산시키는 데도 도움을 준다. 감기가 들었을 때 생강차를 마시면 효과가 있는 것도 그 때문이다. 1590년에 중국 명나라의 이시진李時珍이 지은 본초학의 연구서 『본초강목本草綱目』에 생강은 "담을 제거하고, 풍한과 습기를 없애 주고, 천식을 다스린다."고 했다. 중국 청나라 왕앙汪昂이 편찬하여 1694년에 간행된 의서 『본초비요本草備要』는 "폐기를 돕고 위를 고르게 하고, 습비를 몰아내고, 냉담을 없앤다."고 쓰여 있다.

여기서 잠깐 '습비'에 대해 설명하면 비증痺證의 하나로, 풍한습風寒濕의 사기가 팔다리의 뼈마디와 경락에 침범해서 생기는데 그중에서 습사濕邪가 성한 비증을 말한다. 몸과 팔다리가 무겁고 부으며 피부 감각이 둔해지고 뼈마디가 아프다. 아픈 곳은 대체로 고정되어 있으나 날이 흐리거나 비가 오면 더 심해지는 경향이 있다.

• 도라지, 거담 작용에 효과적이다

도라지는 한방에서 배농, 거담, 편도선염, 최유, 진해, 화농성 종기, 천식 및 폐결핵의 거담제로서, 그리고 늑막염 등에도 효과가 있는 것으로 알려졌다. 도라지의 주요 약리 성분은 트리테르페노이드 ^{triterpenoid} 계 사포닌으로 밝혀졌으며 기관지 분비를 항진시켜 가래를 삭이는 효능이 있다. 도라지에서만 특별히 관찰되는 사포닌 성분은 진정, 해열, 진통, 진해, 거담, 혈당 강하, 콜레스테롤 대사 개선, 항콜린, 항암 작용 및 위산 분비 억제 효과 등 여러 약리 효과가 있다. 요즘 많은 사람들이 스트레스로 인한 열 때문에 기가 허하고 진액津液, 장부의 작용으로 몸 안에 만들어진 영양물질이 부족한 경우가 많다. 좋은 도라지는 오래전부터 산삼과 비슷한 효능을 가지고 있다고 전하는데 필자도 환자들에게 약을 지어줄 때 인삼을 넣어야 함에도 불구하고 도라지를 넣는 경우가 많다. 요즘 인삼을 약재로 잘못 사용했을 경우 오히려 열을 부추겨 피부 질환을 일으키고 심장에 부담을 주기 때문이다.

• 더덕, 폐결핵에 좋다

더덕은 예로부터 기침천식, 거담 등의 약재로 이용되어 왔고, 요즘에는 먹거리로 수요가 늘고 있다. 『본초강목』에는 "더덕은 폐화肺火를 맑게 하고, 오랜 기침과 폐결핵을 다스린다."라고 적혀 있다. 자연산야생 더덕의 효능은 재배산보다는 훨씬 더 좋다. 따라서 야생 더덕을 차로 마시거나 아니면 야생 더덕 가루를 매일 먹으면 좋다.

• 생강청, 오한과 발열 증상을 잡아준다

생강청에 들어 있는 생강 특유의 향기와 매운맛은 오한, 발열 증상을 잡아준다. 생강과 설탕 각 1kg, 올리고당 200g에 생강과 설탕 3분의 2를 버무려 소독한 병에 담고 올리고당과 나머지 설탕을 위에 덮는다. 석 달 이상 숙성시킨 뒤 청만 걸러 냉장 보관하고, 물과 생강을 1:10 비율로 마시면 발열과 오한이 가라앉는다.

• 총백탕, 감기로 인한 두통과 발한에 탁월한 효과가 있다

한의학에서 '총백'은 파 중에서도 흰 부분을 가리키며 약재로 응용된다. 총백은 알리신 성분이 풍부해 감기로 인한 두통이나 발한에 탁월한 효과가 있다. 땀을 내서 추운 기운을 밖으로 배출시키며 양기를 잘 통하게 해서 찬 기운을 몰아낸다. 총백탕은 500cc의 물에 대파 뿌리 5개와 생강 15g⁵개을 넣고 30분간 약한 불로 끓이면 된다. 20~30cc를 수시로 마시면 두통과 발한에 좋다.

• 배즙, 기침과 가래에 효과적이다

배는 몸의 열을 내려주어 기관지염, 기침, 가래 등에 효과적이다. 배 100g을 적당한 크기로 잘라 껍질과 씨앗을 통째로 갈아 한 시간 정도 푹 끓여서 하루 두 번 따뜻하게 데워 먹으면 가래가 삭고 기침에 효과적이다.

• 은행, 감기에 좋다

은행은 구워서 껍질을 깐 후 하루에 일곱 개씩 먹으면 감기에 좋다.

• 호두, 천식에 좋다

호두기름은 기침을 멎게 하는 특효가 있다고 알려져 있다. 숨이 매우 차고 기침이 나서 눕지 못할 정도일 때도 효과를 보이며 폐암 등의 질병에도 매우 좋은 효과를 나타낸다. 호두기름진액을 먹으면 기침, 천식, 폐장 질환에 매우 좋다.

• 도라지청, 가래를 삭인다

도라지는 당분과 섬유질, 칼슘, 철분 등이 풍부하다. 특히 도라지 특유의 맵고 씁쓸한 맛을 내는 사포닌과 이눌린 성분은 기관지의 점액 분비를 촉진해 목을 보호해 준다. 마른기침을 멎게 하고 가래를 없애는 데 효과적이다. 하루 동안 말린 도라지 4kg과 1.8L의 꿀을 넣고 재운 뒤, 한 달 정도 숙성시킨 후 1티스푼에 30cc 정도 물에 타서 마시면 마른 기침과 가래를 삭여준다.

묘시卯時에는
'대장'이 일한다 ◀◀◀

묘시05:30~07:30에는
대변을 보자

아침 5시 30분부터 7시 30분까지 묘시卯時는 대장의 기운이 왕성한 시간이다. 장은 소화기관 중에서도 배설과 직접 관련된 장기다. 따라서 매일 아침 묘시에는 대변을 봐서 전날 먹은 음식 찌꺼기들을 방출해야 한다. 폐로 유입된 정한 기운이 하루를 준비하기 위한 기를 축적하기 위해 이 기운이 오행의 수렴, 정리, 견고, 하강을 하면서 하루의 활동 에너지를 흡수하기 위해 소화기계통으로 흘러들어 가면서 제일 먼저 수곡의 찌꺼기를 배출하게 된다. 만약 대장의 기능이 문제가 있으면 대변의 많고 적음과 화장실의 출입의 많고 적음에 나타날 것이다.

일찍 일어나는 사람이 일찍 용변을 보고, 늦게 일어나는 사람이 늦게 화장실을 가는 것과 마찬가지로, 폐 기능이 왕성한 사람치고 대장의 기운이 약한 사람은 없다. 폐의 기능이 활발할수록 대장을 왕성하게 움직이도록 영향을 주기 때문이다. 따라서 폐와 대장은 서로 음과 양의 부부 장부이기에 한쪽의 기능이 좋으면 다른 쪽도 덩달아 그 기능이 원활하다. 대장은 또한 피부에 건조한 기운을 공급해 주고 우리 몸속에 있는 진액피, 호르몬 등을 몸속으로 공급해 내부 진액과 몸 바깥으로 공급하는 외부 진액과 교환을 해준다. 내부 진액은 소장을 통해 오장육부와 뼈, 살, 근육 등에 공급이 되며, 외부 진액은 대장을 통해 피부, 모발, 손톱, 발톱 등에 공급된다. 대장의 역할이 완수되면 하루의 활동을 하기 위한 원기를 얻기 위해 후천 지기를 만들어내는 위장이 활동하게 된다. 대장은 감정 변화에 민감한 '폐기물 재활용센터'라 할 수 있다.

대장의 구조와
기능

대장은 소화관의 말단 부위를 형성하는 기관으로 전체 길이가 약 1.5m, 지름이 5~8m로 수분을 흡수하고 배설물을 내보내는 역할을 담당하며 감정 변화에 민감한 '폐기물 재활용센터'이다. 대장의 구성은 회장과 연결되는 부위인 맹장과 그 밑의 충수, 대장의 대부분을 형성하는 결장, 그리고 소화관의 끝 부분인 직장 및 항문으로 구성되어 있다.

150㎝에 이르는 대장의 별칭은 '폐기물 재활용센터', 즉 묽은 죽 형태의 음식 찌꺼기에 섞여 대장으로 흘러들어오는 수분과 전해질을 흡수하여 혈액이나 소화액 등으로 다시 이용하는 것이다.

하루 최대 수분 흡수량은 2,500~5,000cc. 이 중 90%가 상행결장 → 횡행결장 → 하행결장 → S상결장 → 직장을 통과하면서 흡수돼 반고형의 찌꺼기가 항문을 통해 배출된다. 대장도 위장만큼 감정에 예민한 장부다. 그래서 스트레스나 슬픔, 걱정 같은 감정은 알코올이나 약품,

세균처럼 대장의 운동 기능을 떨어뜨린다. 아랫배가 살살 아프고, 변이 가늘거나 설사하는 과민성 대장 증세도 기분파 기관인 대장이 만들어 내는 결과물이다. 항문 역시 '조물주의 치밀한 과학 정신'에 의해 만들어졌다. 우선 항문에 발달해 있는 지각 신경이 방귀와 변을 정확하게 구별해 내보낸다.

변의 배출에 신중을 기하기 위해 이중 잠금장치를 한 것도 돋보이는 기능 중의 하나다. 직장에 폐기물이 쌓여 압력이 높아지면 이곳의 센서로 인하여 항문이 내괄약근을 자극하고 문을 열고 변을 대기시킨다. 바깥쪽에 있는 외괄약근은 사람의 의지로 문을 여닫는 수의근으로 되어 있어서 변의를 느끼게 되어 내괄약근이 열린 상태에서 외괄약근이 최대 3~5분 정도를 버티면서 마지막 배출을 하게 된다. 변은 소화기관에서 발생한 각종 질환을 알려주는 경보기 역할을 하는데 질병이 곧바로 변의 색깔과 모양으로 나타나기 때문이다. 따라서 화장실에서 변 상태를 확인하는 습관이 소화기관의 건강을 지키는 지혜라고 할 수 있다.

▌대장 이상으로 나타나는 ▌병증

대장의 병증은 대장이 흐르는 유주流注, 대장 경락으로 흘러들어 가는 것 순행을 따라 나타나게 된다. 대장의 균형이 깨지면 대장에 관계된 여러 가지 병증이 나타나는데 대장은 오행에서 금에 해당하는 장부로서 피부와 관련이 있다. 그래서 머리카락 포함한 피부와 관련된 모든 질병은 대장과 관계가 있으며, 대장이 건강해지면 병증도 좋아진다. 주로 대장의 불균형으로 머리에 부스럼이 나며, 피곤하면 눈 충혈이 잘 되고, 귀에서 진물도 나온다. 대장 경락이 흐르는 곳을 따라서 견관절 석회석 및 통증, 손목 통증, 둘째손가락 통증, 골프엘보 등이 나타난다. 요즘 어린아이부터 성인까지 탈모가 많은데 탈모도 대장의 불균형에서 초래한 결과물이라고 할 수 있다. 물론 대장의 균형이 깨졌다는 것은 곧 주변의 환경이 대장을 힘들게 한다는 것이다. 특히, 대장은 오행에서 불火에 해당하는 심장의 문제로 영향을 많이 받는다. 그래서 탈모 환자들을 만나보면 공통적으로 마음을 많이 쓰는 일이 있었거나 스트레스를 많이 받아서 심장火의 불균형으로 대장金에 영향을 주어 탈모를 일으키는 경우가 대부분이었다.

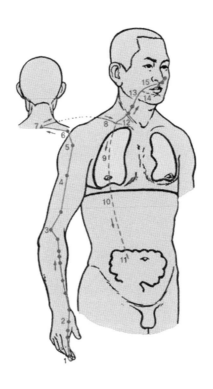

- 귀밑에 딱딱한 멍울이 생긴다.

- 충치, 치은염이 있다.

- 목이 막혀 침을 삼키지도 뱉지도 못한다.

- 배꼽 주위 통증이 있다.

- 아래 뱃살의 탄력이 없다.

- 대장허 요통으로 허리가 끊어질 듯 아프다.

- 헌데, 두드러기 등 피부병이 자주 온다.

- 피부가 건조하고 거칠다.

- 아토피성 피부염이 있다.

- 탈항증(脫肛症, 치질)이 있고, 항문이 짓무르거나 빠지려고 한다.

- 대변 불통. 설사가 생긴다.

- 이질이 오랫동안 낫지 않는다.

- 산후중풍이 온다.

- 목에 림프절염이 생기고, 갑상샘에 문제가 있다.

- 피부가 헐면서 노란 진물이 난다.

- 음경이 아프면서 주변 피부가 헌다.

- 팔이 잘 안 올라간다.

- 불면증이 있다.

- 중이염으로 귀에서 물이 나오고 욱신욱신 쑤신다.

- 소변을 자주 본다.

- 대변이 안 나오고, 피가 섞인 고름 설사를 한다.

- 항문 속이 답답하면서 아랫배가 아프다.

- 오리 똥 같은 청색 설사를 한다.

- 입술이 마르고 바싹바싹 탄다.

- 대변이 단단하고 썩은 냄새가 많이 난다.

- 방귀 냄새가 지독하다.

- 불로 지지는 듯이 항문이 뜨겁다.

　　대장의 불균형으로 나타나는 또 다른 병증으로는 견관절에 석회석이 끼어 통증이 유발되는 것과 요즘 많은 여성에게 나타나는 갑상샘, 치아 시림, 치아 통풍 등이 있다.

　　한의학에서는 기본적으로 모든 병증의 원인을 오장육부의 불균형으로 나타난다고 진단하여 치료한다. 그래서 진단에 있어서 가장 기본적인 경락의 유주 순행을 따라가 보면, 위에서 나열한 병증들이 대장과 관련 있음을 깨닫게 된다.

　　갑상샘이란 서양의학적으로 인체 내 모든 기관의 기능을 적절하게 유지하는 역할을 하는 중요한 갑상선 호르몬을 생산·분비하는 내분비기관이다. 갑상샘 이상이 발견되면 서양의학에서는 먼저 갑상샘의 형태와 기능을 경부방사선촬영, 갑상샘 초음파, 컴퓨터 단층 촬영 등의 방법으로 검사하고, 갑상샘에 혹 같은 결절이 발견되면 세침 흡인 조직 검사를 한다.

　　또한, 갑상샘의 기능을 알아보기 위해서는 혈액검사를 통해 갑상선 호르몬, 갑상선 자극 호르몬 및 갑상샘 자가항체 등을 검사한다. 그러나 검사를 통하여 진단이 나와도 수술하거나 약물을 복용하는 방법 외에 딱히 완전한 치료법은 없는 것이 현실이다.

필자는 갑상샘의 병증을 통해 오늘날 당연히 여성들에게 많이 올 수 있는 병이라고 생각한다. 산업사회가 되기 전에 여성들은 아이를 잘 돌보고 남편 잘 보필하고 집안 살림 잘하면 되었다. 그러나 현대에 들어서면서 여성이 집에서 살림하고 아이만 본다면 경제적으로 안정된 생활을 할 수도 없겠지만, 또한 현대 사회가 여성을 밖으로 내몰고 있는 분위기로 가고 있다.

그러나 여성은 남성과 똑같이 밖에서 사회생활에 동참하지만, 여전히 여자가 해야 할 일이었던 아이 보고 집안일 하고 남편 밥 챙겨주는 일 등은 변하지 않고 있는 것이 현실이다. 그러므로 해서 오는 여성은 스트레스가 가중되어 마음과 관련된 불火에 해당하는 심장·소장의 불균형을 초래하여 쇠金, 폐장, 대장를 녹여 물로 변하게 하여 아무것도 만들 수 없는 형태로 변화시키게 되고, 대장과 폐에 영향을 받아 갑상샘이 약한 사람에게 특히 발병하게 되는 것이다. 요즘 여성들에게 가장 많이 나타나는 갑상샘 문제는 현대 시대의 스트레스로 인한 여성에게 많이 오는 현대병이지만, 마음을 잘 조절하고 가정의 보살핌과 사랑이 서로 공유된다면 또한 예방할 수 있는 병이다.

• 대장 이상으로 어깨관절 통증이 생긴다

필자는 대장 치료를 통해 어깨관절 통증을 치료한 사례가 있다. 우리 한의원에 오래전 어깨를 수술했다는 63세의 남성 환자가 통증이 심하다면서 내원했다. 어깨관절 부위와 팔 뒤쪽이 아프다고 했다. 진단한 결과, 당시 어깨관절에 석회질이 있어서 수술하게 되었다고 했다. 수술한 후에 바로 좋아지는 듯했지만, 곧 수술하면서 생긴 어혈과 대장의 불균형 때문에 어깨관절 부위와 팔 뒤쪽이 아픈 것으로 진단했다. 그리고 팔 뒤쪽의 통증은 소장 경락이 흐르는 부위로 마음과 관련하여 혈액 순환과 화를 진단하여 먼저 어혈을 빼주고 소장 경락을 다스리는 치료를 한 다음 대장경락을 치료했더니, 한 번만으로도 거의 통증이 사라졌다.

한의학의 진단은 일반 병원에서 진단하는 것과 다르다. 서양의학에서는 당시 어깨관절에 생긴 석회질을 제거하면 어깨에 나타난 병증이 모두 해결되리라 판단했지만, 한의학 진단은 석회질이 왜 생겼는지를 먼저 파악한 후 대장 경락에 생긴 병증이므로 대장을 치료하고, 또한 대장 경락에 문제가 생기게 한 장부는 소장이라고 판단하여 소장과 대장 경락을 치료했더니 근본적인 병증이 없어졌다. 이 환자의 경우는 환경이 스트레스를 많이 받는 직업이었고 날마다 생활하면서 마음에 좋지 않은 영향을 주는 상태가 오래 지속되었던 것 같다.

그래서 한의학에서 오행에 해당하는 불·심장, 소장에 문제가 생겼고 오행에서 쇠에 해당하는 대장에 영향을 주어 당시 어깨에 석회질이 생기고 통증이 유발되었으며 팔이 저리고 아팠다고 진단했다. 불에 해당하는 소장 경락을 먼저 다스려 쇠에 해당하는 대장 경락을 치료했을 때 효과가 바로 나타났던 것이다. 한의학의 원리는 아주 정교하며 서양의학에서 진단하는 것과는 달리 근본을 치료하는 좋은 치료법이라 할 수 있다.

• 대장 경락 치료를 통해 치통을 치료한다

대장 경락 치료를 통해 치통을 치료한 사례가 있다. 58세 여성 환자는 남편과 사별한 후 정신적으로 힘든 환자였다. 그동안 남편에게 많이 의지하고 살았던 이 환자는 어느 날 갑자기 남편의 폐암 진단으로 경제적으로나 가정적으로 힘들게 되었다고 했다. 젊었을 때는 좋은 대학과 좋은 직장으로 아무 문제 없이 살았는데 이 환자는 이민 생활에서 오는 예상치 못했던 달라진 환경과 스트레스로 늘 힘들어 했던 것 같다. 이러한 가운데 잘살아보고자 행복하려고 이주해 온 이민 생활은 남편에게 암이라는 청천벽력 같은 선고를 주었고, 이로 말미암아 여성으로서 많은 마음고생을 하게 되었다고 했다. 그런데 요즘 아무리 흔한 병일지라도 이제 갑상샘암이라는 진단을 받아 우울증까지 생겨 살고 싶은 생각조차 없다고 했다.

진단을 위해 환자와 대화하면서 역시나 모든 병은 환자 자신이 만든다는 생각이 들었다. 이 환자는 이미 이민 생활과 남편과의 사별을 통해 마음이 많이 힘들어서 갑상샘암이 생겼던 것이다. 우리 몸은 오행의 원리로 만들어져서 어느 하나도 강하거나 약하면 꼭 문제가 생기기 마련이다.

이 환자의 경우도 오행의 원리로 볼 때, 불이 강해지다 보니 금을 녹이게 되는 형국으로, 이 환자의 몸에서 가장 약해져 있는 갑상샘, 즉 대장에 영향을 주어 갑상샘암이 오게 된 것이다. 목이 많이 부어 있었고, 말을 많이 하게 되면 힘들다고 했는데, 소장 경락과 대장 경락을 다스리니 목의 부기는 빠지고 많이 좋아졌다.

이미 병원에서 갑상샘과 관련된 티록신 호르몬thyroid hormone 약을 먹고 있다고 했는데 양방에서 처방해 준 약이라 먹지 말라고 하지는 않았는데 여러 번 필자가 치료한 후에 이미 환자 스스로가 화학적인 약은 좋지 않을 것 같다며 먹지 않는다고 했다. 두 달 정도 치료했는데, 피곤하지 않도록 몸 관리를 잘하자 갑상샘암이 없어졌다고 했다.

무엇보다도 발병되었을 때는 어디에서 병증이 시작되었는지 확인하여 근본적으로 치료하는 것이 무엇보다도 중요하다. 우리 몸의 모든 병은 오장육부의 불균형에서 오는 것이므로 균형된 삶이 가장 중요하다. 그렇지만 균형된 삶이란 또한 어렵기에 늘 노력하지 않을 수 없다.

• 대장 경락 치료를 통해 갑상샘 항진을 치료한다

대장 경락 치료를 통해 환자를 치료하기도 했다. 48세 갑상샘 여성 환자는 경제적으로 아주 부유했다. 그러나 갑상샘으로 목이 부어 있었고, 피곤해 보였으며 성격적으로는 겉으로 아무런 문제가 없는 것으로 보이나 어딘가 모르게 그늘이 있어 보였다. 이 환자는 자신이 여유 있고 잘 살고 있다고 생각할지 모르지만, 주변인들의 말에 의하면 남편은 잘나가는 사람이라 항상 집에 있는 것은 아니라고 했다.

또한, 이 환자는 큰 집을 지니고 있는데 모든 방을 세를 내놓아 돈벌이로 이용하고 있으며, 전기세를 아끼려고 전등도 거의 켜지 않고 집을 어둡게 해놓고 산다고 했다. 또한, 이렇게 번 돈은 남편이 늘 사업한다고 가져가서 실패하고 결국 부동산으로 조금 모은 돈을 더 모으기 위해 먹는 것도 아끼며 사는 한마디로 빛 좋은 개살구로 살아가는 인생이었다.

처음 필자가 운영하는 한의원에 내원했을 때는 어깨가 아프다고만 했다. 어깨를 치료하기 위해 환자의 얼굴빛, 눈, 입, 코, 혀 등 몸 상태를 눈으로 살펴보고 진단하는 '망진望診' 과정에서 갑상샘이 부어 있는 것을 발견하고 이야기해 주었다. 하지만 환자는 자신에게 그런 병이 있다는 사실을 전혀 모르고 있었다. 그래서 병원에 가서 초음파나 혈액 검사를 해보라고 권유했고, 며칠 후에 갑상샘 비대증이란 진단을 받았다고 했다.

이 환자는 겉으로 봤을 때는 아무 문제 없이 잘살고 있는 듯 보였지만 남편의 잦은 사업 실패와 환자의 재물에 대한 욕심 때문에 스트레스를 크게 받아 대장이 약해져서 갑상샘 비대증이 온 것이었다. 어깨는 바로 좋아져서 갑상샘 위주로 마음을 다스리는 혈 자리와 대장 경락을 치료했더니 부기가 빠지고 갑상샘 비대증이 2주 만에 완전히 사라졌다.

갑상샘이 대장에서 오는 병증인 바 주로 갑상샘이 있는 사람은 피부도 약하고 치아나 잇몸도 약하다. 그것은 치아나 잇몸 등이 대장과 관련이 있어서 나타나는 병증이기 때문이다.

• 폐와 대장 불균형으로 아토피 질환이 생긴다

요즘에는 식생활의 변화와 환경 문제로 인해 성인의 아토피가 증가하고 있다. 아토피 환자들은 유전적인 요인과 더불어 환경적인 요인들로 인해 인체의 면역 기능이 전반적으로 불안정하여 발생하는 피부 질환인데 어린이부터 성인에 이르기까지 많은 환자들이 아토피로 인해 특별한 치료 방법이 없어 힘들어하고 있다.

우리 몸은 유해 물질이 침투하면 자연적으로 생명 유지를 위해 면역 기관을 강화하여 가렵다거나 붓거나 하여 자연 반응으로 백혈구를 증가시켜 자연 치료를 하게 된다. 그러나 아토피 환자들은 이렇게 몇 가지에 알레르기 반응을 일으키는 것이 아니라 불특정한 상황에서도 광범위하게 만성적으로 알레르기 반응을 보인다는 것이다.

아토피에 대해 구체적으로 설명하기 전에 왜 아토피 체질이 되는지부터 먼저 알아보자. 사람의 생명 활동은 인간으로서의 공통적인 활동양식을 바탕으로 사람에 따라 독특한 생명 활동의 양식을 갖게 되는데 이를 '체질'이라고 한다.

따라서 아토피 체질은 유해 물질에 대한 장부와 세포의 독특한 반응 양식이 체질화된 것이다. 의학적으로 설명해 보면, 즉 소장-대장의 흡수 기능 이상과 간의 해독 기능 장애로 인하여 체내 유해 물질이 많아지고, 심장-폐-신장 기능의 정화 기능 저하로 인하여 유해 물질과 노폐물이 호흡이나 소변으로 충분히 제거되지 못하게 되고, 마지막으로 피부의 배독排毒 기능 저하로 피부로 나온 유해 물질과 노폐물이 배설되지 못하여 피부의 방어 기능이 저하되어 쉽게 감염이 오는 것을 말한다.

요즘에 아토피 환자들이 많은 이유는 방부제가 많이 함유되었거나 면역 체계가 변형된 음식과 환경오염, 직장 생활에서 오는 스트레스로 오는 정신적인 환경이 가장 크다고 할 수 있다.

한의학에서는 우리 몸의 순환이 오행의 정상적인 기능으로 순환한다고 한다. 오행에서는 또한 각각 주관하는 기관이 있는데 피부를 주관하는 장부는 '대장'과 '폐'金이다. 그리고 열을 주관하는 장부는 소장과 심장火이며, 속살을 주관하는 장부는 비장과 위장土이고, 근육을 관장하는 장부는 담낭과 간木이며, 뼈를 주관하는 장부는 방광과 신장水이다.

피부는 겉 피부가 있고 속 피부가 있다. 겉 피부는 폐, 대장이, 속 피부는 위장과 비장이 관장하는데, 왜 피부에 아토피가 생기는 걸까?

피부가 문제가 생겼다는 것은 분명히 그런 원인을 제공하는 장부가 있다는 것이다. 아토피는 가렵고 피부가 발진이 되거나 각질이 일어나는 증세가 있는데 열이 심할 경우에는 발진으로 진물이 나며 건조하게 되면 흰 가루가 날리면서 갈라지기까지 한다. 이러한 피부 증세가 나타나려면 분명히 피부 안쪽에서 지나친 열이 발생하여 영향을 주었거나 호르몬 등이 영향을 주었을 것이다.

한의학적으로 치료할 경우 이러한 기초적인 지식과 함께 치료하는데, 이렇게 하면 아토피는 치료가 안 되는 피부 질환은 아니라는 것이다.

먼저, 열이 내리도록 소장이나 심장을 치료해 주고, 피부와 관련이 있는 폐나 대장을 치료하게 된다면 완성된 치료에 도달할 수 있다. 가렵고 진물이 나는 아토피는 소장과 대장을 치료해 주며, 주로 안쪽 피부 쪽에 갈라지듯이 돋아 있는 아토피는 심장과 폐를 치료해 주면 쉽게 치료가 잘된다.

요즘은 환경으로 인한 스트레스로 열이 많은 사람들이 많다. 그렇다 할지라도 환경을 자신에 맞추어 바꿔주고 아토피 체질에 알맞은 음식을 섭취하면 치료 효과를 높일 수 있다. 한의학을 통해 아토피의 원인을 바로 알고, 그 원인을 근본적으로 제거해 주면 그동안 어렵게만 생각되었던 아토피도 치료할 수 있다고 생각한다.

필자는 그동안 아토피로 고생하는 환자들을 수차례 치료해 왔다. 그중에 두 가지 사례를 소개하겠다.

첫 번째는 36세 남성 환자였다. 그는 팔과 목덜미, 머릿속까지 피부가 짓무른 아토피 환자가 한방 치료를 위해 내원했다. 가렵고 상태가 아주 심했는데, 특히 밤에 더 가렵다고 호소했다. 아토피가 발생한 지는 오래되었다고 했다. 눈 주변에도 생겼다가 없어졌다 했고, 입술 주변도 각질이 일어나고 짓무르려 했다.

진단을 위해 대화해 보니, 이 환자는 본래 열이 많고 신경이 예민해서 평소에도 잠잘 때 작은 소리에도 민감하게 반응한다고 했다. 게다가 직업이 요리사라 불과 가까이 있어야 하는 환경이었다.

진단한 결과, 심장과 소장에 균형이 깨져서 피부와 관련하여 불火이 금에 해당하는 폐와 대장에 영향을 준 탓에 아토피 피부 질환이 생겼다고 판단했다. 그래서 심장의 균형을 맞춰 주는 치료와 함께 폐와 대장을 강화하는 혈 자리에 자침했다. 다음 날 다시 환자가 내원했는데 전혀 가렵지 않았다고 했다. 열이 가라앉아서 그런지 아토피 색깔도 붉지 않고 일반 피부색으로 안정되어 있었다.

　그분은 일주일에 세 번씩 내원하여 1개월 동안 열심히 치료를 받았는데 거의 아토피가 사라졌다. 한방 치료 외에 음식과 의상으로 치료에 도움이 되고자 옷의 컬러를 폐, 대장과 관련 있어 피부에 면역력과 재생에 도움이 되는 흰색을 주로 입게 했으며, 음식은 흰색 계통의 배, 무, 도라지 등 가을에 수확하는 식품을 추천해 주었다. 이렇게 우리 몸은 스스로가 치료하고자 하는 능력을 발휘하기 때문에 현재 자신이 가장 먹고 싶은 것을 먹고, 입고 싶은 옷의 컬러를 입게 되면 오장육부의 균형이 맞추어져서 건강한 삶을 유지할 수 있게 된다.

　두 번째 사례는 15세 여학생을 치료한 것이었다. 이 환자는 온몸에 아토피가 심한 학생이었다. 특히, 얼굴 부위까지 심해서 한창 사춘기에 접어든 나이라 부모님도 이미 여러 가지 치료를 시도했지만 안타깝게도 피부과에서 준 피부 크림으로 인해 오히려 피부 변색이 심한 상태였다.

　환자를 치료하기 전 원인을 찾기 위해 환자와 환자 부모님과 대화를 나누었다. 본래 병증이란 환자의 환경이나 음식에서 많이 온다. 그래서 현재 환자의 환경이나 먹는 음식이 가장 중요하다고 판단한 필자는 부모님과 대화를 더 많이 나누었다. 그 학생은 성격이 급하고 예민한 편이었으며 음식은 주로 매운 음식을 좋아했다. 그리고 아토피로 인해 성격이 더욱 소심하게 변해 가는 중이었다. 진단을 마친 후, 치료 효과를 높이기 위해 한방 치료를 처음 받는 환자가 두려움을 갖지 않도록 그 효과와 치료 사례들은 물론이고 침이 위험하지 않고 좋은 치료법이라는 것까지 친절하게 이야기해 주었다.

먼저, 피부에 영향을 주는 열을 치료하기 위해 소장을 다스린 후, 피부가 건조해 보여 폐와 대장을 보했다. 그리고 피부 연고 때문에 암갈색으로 변하고 있는 피부를 재생하기 위해 피부에 직접 자침하는 자락 침법을 사용하여 일주일에 4회씩 3주 동안 실시했다.

첫날 치료받은 후에 가려움증과 붉은 기운이 많이 내려갔고, 일주일 후에는 새로운 피부로 변해 가는 것을 육안으로도 볼 수 있었으며, 3주 후에는 70% 이상 정상 피부로 돌아왔다. 치료에 2~3개월 정도 걸린다고 했으나, 학생이 올 시간이 없어서 부모님께서 집에서 음식과 환경을 바꾸는 방법을 쓰면 어떠냐고 물어서 그렇게 하도록 했다. 아무리 병원에서 치료를 잘해서 좋은 결과를 얻었다 해도 환경이 변하지 않고 음식이 변하지 않는다면 모든 병은 재발하고 만다. 그래서 평소 생활 습관, 즉 음식과 환경을 바꾸어 주고 건강한 생활 습관을 갖는 것이 중요하다.

• 치통

이가 아프거나 잇몸에 피가 난다. 치아가 시리다. 치아는 아무 이상 없는데 흔들리고 아프다 등등. 이처럼 치아가 아픈데 치과를 가야지 어떻게 한방에서 이를 치료할 수 있을까 의아해할 분들이 당연히 많을 것이다. 한의학적으로 설명해 볼 때, 필자는 우리의 인체는 자연의 원료로 만들어졌다고 확신한다. 우주가 나무木, 불火, 흙土, 쇠金, 물水로 이루어져 있듯이, 사람의 몸도 나무에 해당하는 근육과 물에 해당하는 뼈, 피부와 관련된 쇠, 그리고 살아 있다는 증거인 맥이 뛰는 것으로 심장을 연관 지어 본다. 또한, 인체의 원리는 더 많은 복잡한 원자와 분자 그리고 세포 등 무수한 조직이 서로 상호 보완 작용을 하면서 아무 문제 없이 건강한 몸을 위해 한 치 오차도 없이 끊임없이 일해 줌으로써 이렇게 살아 있는 것이다.

이러한 자연의 이치로 본다면 치아도 우리의 오장육부와 관련이 있어서 치아와 관련된 장부만 안다면 치료하는 것은 아주 쉬운 문제다. 물론 이미 치아가 손상을 입어 전문적인 치과 의사의 도움을 받아야 하는 경우를 빼고는 웬만한 치아 치료는 한방으로도 아주 쉽게 잘 치료할 수 있다. 요즘은 특히 치과 관련 질병이 의학이 발달하지 않은 예전보다 훨씬 더 많은 것 같다. 의학이 발달했다 해도 잇몸이 약하다 보니 임플란트도 못 하고, 설령 한다고 해도 통증으로 고생하는 경우도 많다.

그럼 치과와 관련된 장부는 어디일까? 바로 대장이다. 치과의 병증은 모두 대장에서 시작된다. 가끔 어금니나 이빨을 가는 경우는 폐를 치료하는데 거의 치과와 관련된 병증은 대장과 관계가 깊다. 입 냄새로 치과를 찾는 경우는 있는데, 입 냄새는 위장의 열에서 오기 때문에 치과에서 해야 할 일이 아니다. 위장의 열만 내려주면 몇 번의 치료로도 쉽게 입 냄새가 치료된다.

필자는 그동안 치통을 한의학으로 치료해 왔다. 그중에서 세 가지 사례만 소개해 보겠다.

첫 번째 사례는 28세 여성 환자를 치료한 것이었다. 이 환자는 본래 이가 시려서 우리 한의원에 내원한 것은 아니었다. 팔이 아파서 치료하는 중에 치아가 시리다고 해서 한방으로 아주 쉽게 치아를 치료할 수 있다고 했더니 치료를 요청했다. 필자는 본래 이가 시린 증상에 대한 치료를 할 때 얼음물을 준비해 놓고 시작한다. 이 환자도 치료하는 도

중에 2~3분 지난 후 자침해 놓은 상태에서 얼음물을 주었더니, 얼음을 깨물어 먹기까지 했다. 당연히 환자는 너무 신기해하며 놀랐다.

이처럼 치아는 대장과 관련이 있어서 대장 경락에 자침을 하자마자 치아의 시림 증상이 사라지게 된 것이다. 대장 경락을 보면, 하악골에서 상악골까지 연결되는 부분으로 경락이 흐르는 것을 보고 치아도 관련이 있겠구나 생각하고 치료했더니 너무나 치료가 잘 되었던 것이다. 필자는 가끔 이 인체도에 그려진 경락도經絡圖를 보면서 누가 이렇게 정확하게 혈 자리의 이름을 짓고, 기가 흐르는 길을 만들어 놓았을까 신기해한다.

두 번째 사례는 68세 여성 환자의 이를 치료한 것이다. 이 환자는 오랫동안 허리가 아프고 좌골신경통으로 고생했다. 우리 한의원에 내원한 후에 치료를 받은 후 허리도 아프지 않고 좌골신경통도 사라졌다. 물론 그 후에도 연세가 있으셔서 특별히 아프지 않아도 몸 상태가 좋지 않으면 자주 들러서 치료를 받으셨다.

그리고 그분은 잇몸이 약해서 피가 나고 치아에 풍치가 있어서 피곤하거나 몸이 힘들면 잇몸이 붓고 치아가 흔들린다고 했다. 그래서 오실 때마다 대장 경락을 통해 치료를 해드렸더니 풍치도 없어지고, 잇몸도 매우 튼튼해지셨다.

세 번째 사례는 64세 여성 환자의 치통을 치료한 것이다. 이 환자는 풍치 때문에 이미 치과에 발치를 예약한 상황이었다. 공교롭게도 발치하는 날 오전에 우리 한의원에 오셔서 아픈 팔을 치료하시면서 오후에는 풍치통 때문에 치과를 가신다고 말씀하셨다. 그 이야기를 듣고 아무리 좋은 치과 치료를 통해 치아를 다시 해서 넣는다고 해도 자신의 이만은 못하다고 설명해 드리고 세 번만 한의학으로 치료할 것을 요청

했다.

그리고 치과 예약도 미루라고 말씀드렸다. 망설이길래 치료비도 치료가 모두 끝난 후에 달라고 했더니, 필자의 안타까워하는 진심을 이해하시고 그렇게 하시겠다고 동의했다. 한 번의 치료로 치아의 흔들림이 거의 사라지자 그다음 날도, 그리고 그다음 날도 오셨다. 결국, 치아들이 제자리를 잡으면서 튼튼해져 더 이상 발치할 이유가 사라져 버렸다.

대장에 좋은 운동

온몸을 죽 늘려줘 혈액 순환이 잘되게 하고, 장을 자극해 연동 운동을 활발하게 한다. 아침에 일어나자마자 하면 특히 대장 건강에 도움이 된다.

• 복식호흡, 변비와 설사에 효과적이다

천장을 보고 누운 채 다리는 편안히 어깨너비만큼 벌린 후 숨을 들이쉬며 팔과 다리를 쭉 뻗어 등을 쫙 늘려준다. 숨을 멈춘 채 5초간 자세를 유지한 뒤 몸을 이완시키면서 숨을 내쉰다. 이때 복식 호흡을 한다. 배로 호흡하는 복식 호흡은 대장의 연동 운동을 자극한다. 이것은 변비뿐만 아니라 설사 치료, 스트레스로 인한 과민성대장증후군 증세 완화에도 효과가 있다.

- 스트레칭, 대장의 독소 배출과 변비에 좋다

양손으로 양발을 붙잡고 허벅지는 바닥 쪽으로 힘주어 내리면서 스트레칭을 한다. 숨을 내쉬면서 서서히 이완시킨다. 이 동작을 10회 반복한다. 대장의 독소를 배출시키고 이뇨 효과를 높이며, 장을 자극해 변비를 해소해 준다.

- 누워서 가슴 앞으로 다리 끌어 올리기

천장을 보고 누운 상태에서 왼쪽 다리를 가슴 앞으로 끌어올려 양손으로 잡고 오른쪽 다리는 수평이 되도록 뻗는다. 숨을 들이마시면서 왼쪽 무릎과 턱이 닿을 정도로 다리와 상체를 당겨준다. 잠시 숨을 멈춘 후 천천히 다리와 상체를 내린다. 오른쪽 다리도 같은 방법으로 실시한 후 교대로 좌우 3~5회씩 반복한다.

- 활 모양 자세, 변비와 아랫배 비만에 효과적이다

변비는 물론 아랫배 비만에도 효과적이다. 배가 바닥에 닿도록 엎드린 다음 무릎을 구부려 다리를 올린다. 양손을 등 뒤로 뻗어 양발을 잡고 고개는 뒤로 완전히 젖혀 천장을 바라보고, 무릎이 바닥에서 떨어질 만큼 다리를 들어주어 아랫배만 바닥에 닿는 활 모양의 자세를 만든다. 이때 양 무릎 사이는 골반 너비를 최대한 유지해야 효과가 있다. 숨을 내쉰 후 다시 깊게 들이쉬면서 상체를 위로 들어준다. 아랫배를 긴장시켜 최대한 버텼다가 천천히 숨을 내쉬면서 내려온다. 온몸에 힘을 빼고 가장 편안하게 휴식을 취한 후 다시 3회 반복한다.

대장을 건강하게 해주는 음식

대장에 좋은 음식은 대체로 가을에 수확할 수 있는 식품으로 흰색이 많다. 주로 이 시기에 수확하는 식품이나 약재 등은 폐장, 대장에 좋다. 또한, 식이 섬유가 주로 많은 음식이고 맛은 매운맛으로서 폐장, 대장의 기를 돋우는 역할을 한다. 폐, 대장은 기를 만드는 장부로서 그 중에서도 흰색 뿌리채소는 남성에게 더욱 좋은 식품이며 기를 만들어 준다.

• 사탕수수, 폐장과 대장의 진액을 보충한다

사탕수수를 짜서 마시면 폐장에 진액을 보충하여 열을 식힌다. 사탕수수는 약간의 차가운 성질을 갖고 있으며, 폐장과 대장의 기능을 활발하게 해서 좋게 만들어 준다. 심장의 박동수 증가 등을 정상적으로 만들어 주는 안정제 역할도 하고, 폐장과 대장의 기능이 약하며 불안하고 긴장된 사람들이 먹으면 아주 효과가 좋다.

• 감, 치질을 다스린다

『본초비요』에는 곶감은 피가 마르는 숙혈宿血, 혈액이 흐르지 못하고 머물러 뭉쳐 있는 병증을 없애고, 패열, 혈토, 반위구역질, 장풍창자꼬임과 치질을 다스리는 데 쓰였다고 나온다. 타닌 성분이 다량 함유되어 설사, 지혈, 고혈압 등의 약리 효과가 있다. 감은 다른 과실보다 단백질과 지방, 탄수화물, 회분, 철분 등이 많은데, 특히 칼륨의 함량이 많아서 먹고 나면 일시적으로 체온을 낮춰주기도 한다.

• 고구마, 변비를 예방한다

고구마는 위를 따뜻하게 하고 오장을 살찌게 한다고 중국의 고대 의학 서적『본초강목』에 적혀 있다. 고구마에는 섬유질뿐만 아니라 수지 배당체인 하얀 수지 성분고구마를 자르면 하얗게 나오는 진이 배변을 도와주므로 변비 예방 및 치료에 매우 효과적인데 껍질째 고구마를 찌거나 삶아서 먹으면 탈도 나지 않는다.

• 약쑥, 변을 수월하게 해준다

약쑥에는 비타민A가 가장 많이 함유되어 있으며 무기질, 칼슘, 치네올이 풍부하여 특히 눈을 밝게 하고 피부를 탄력 있게 해주며 병에 대한 저항력을 크게 해주는 면역 효과도 있다. 옛날부터 변비에는 쑥떡을 만들어 먹고 나면 수월하게 변을 볼 수 있다고들 했다.

• 결명자, 눈과 변비에 효과적이다

결명자는 옛날부터 간장과 눈을 좋게 한다는 사실이 입증되어 많이 이용되는 생약제 중의 하나다. 결명자의 주성분 중 각종 필수 지방산과 완화 작용을 나타내는 안트라퀴논anthraquinone 유도체가 들어 있어 변비에도 효과가 있다.

• 보리, 궤양과 대장 운동을 도와준다

보리는 위궤양을 억제하고, 특히 스트레스로 인한 각종 궤양에 효과가 있다. 보리에는 식이섬유인 베타글루칸β-glucan 함량이 높아서 체내 혈중 콜레스테롤 수치를 저하시켜 지방의 축적을 억제하는 등 성인병 예방에 탁월한 효과가 있다. 식이섬유가 쌀보다 10배나 함유되어 있어 대장의 운동을 도와준다.

• 사과, 많은 섬유소가 대장 건강을 지켜준다

사과에는 팩틴 성분이 풍부하게 들어 있어 장운동을 활발하게 도와주고, 장벽을 보호하고 튼튼하게 만들어주는 대장에 좋은 과일이다. 사과의 식물섬유에는 혈액의 콜레스테롤과 혈당을 낮추는 작용을 하는 팩틴과 대변 작용을 원활하게 하는 셀룰로스cellulose, 리그닌lignin이나 헤미셀룰로스hemicellulose 등의 유익한 섬유소가 포함되어 있어서 대장에 좋다.

• 계수나무, 설사에 좋다

계수나무의 껍질인 계피는 신경을 흥분시켜서 혈액 순환을 촉진하고, 몸을 따뜻하게 하며, 장 내의 이상 발효를 억제하는 방부 효과도 있다. 그래서 뱃속이 차고 아프며 대변이 묽어지고 구토하고, 장에서 소리가 나는 설사 등에 이용된다.

• 시금치, 변비에 좋다

채소의 왕이라고도 불리는 시금치는 잎이 매우 부드럽고 소화가 잘되는 식품이다. 시금치에는 사포닌과 질이 좋은 식이섬유소가 풍부하게 들어 있어 변비에 특히 좋다. 시금치에 들어 있는 여러 가지 효소들은 장과 위를 자극하고, 췌장액의 분비를 촉진하여 소화를 도울 뿐 아니라, 장을 부드럽게 해주어 배변을 쉽게 한다. 대변의 독성이 혈액으로 스며들어 피부 트러블을 일으키는 것을 막아 주므로 피부 미용에도 좋다.

• 인진쑥, 대장의 연동운동을 원활하게 한다

인진쑥에 함유된 양질의 섬유소와 타닌tannin의 흡수 작용을 통해 대장의 수분 대사를 조절하여 묽은 변을 해소해 주며, 장의 연동 운동과 점액 분비를 원활하게 해준다.

• 양배추, 변비를 해소한다

양배추에 많이 들어 있는 식이섬유는 변비를 예방해 주며, 풍부하게 함유된 섬유질과 수분은 체내 노폐물과 지방을 제거시켜 준다. 양배추는 노폐물 배출과 혈액 순환 증진, 면역력 증강에도 좋은 효과를 발휘한다.

▶▶▶ 03

진시辰時에는
'위장'이 일한다

▶▶▶

진시07:30~09:30에는
진지아침 식사를 들어라

　아침 7시 30분부터 9시 30분까지 진시辰時는 위장의 기운이 왕성한 시간이다. 위장은 음식물을 받아들여 소화시키는 최초의 기관이므로 진시에는 아침을 먹어야 한다. 밥을 지칭하는 '진지'라는 말은 '진시에 음식물을 섭취했는가'를 뜻하는 말에서 유래된 것으로, 이 시간에 아침을 먹으면 체하지 않으며, 이 시간에 규칙적으로 아침을 먹는 사람은 건강하게 살아갈 수 있다.

　위장은 가장 먼저 음식을 받아들여 소화시키는 기관이다. 맑은 공기를 들여 마시고 찌꺼기를 내보낸 후에 가벼운 산책이나 몸을 푼 다음 맑은 물로 얼굴을 씻을 때 얼굴의 모든 경락을, 특히 손바닥에 있는 심포心包와 심心 경락을 피부에 비비면서 얼굴을 따스하게 해주면 화생토火生土, 불은 흙을 도와주는 원리의 유주 원리에 의해 밥맛을 돋우어 주고 위장을 건강하게 해준다. 요즘 현대인들은 대부분 아침은 거르고 점심과 저녁을 많이 먹는데 이것은 매우 잘못된 식습관이다. 만약 다이어트나 건강을 위해 하루 한 번만 식사하려고 한다면 진시辰時에 아침을 먹는 것을 선택해야 건강도 해치지 않고 요요현상 없이 다이어트에 성공할 수 있다. 또한, 음식은 너무 많이 먹어도 병이 되고 너무 적게 먹어도 병이 된다. 따라서 힘을 많이 쓰는 사람은 많이 먹고, 별로 힘을 쓰지 않는 사람은 적게 먹는 것이 좋다. 하지만 기본적으로는 많이 먹는 것보다는 적게 먹는 것이 좋다. 옛말에 아이가 미우면 밥을 많이 주라고 했듯이, 음식을 탐하는 것은 극히 위험한 일이므로 항상 다소 부족한 듯한 상태에서 먹는 것을 멈추는 게 몸에 좋다. 장수하고 건강한 사람은 대부분 소식가이며 절대로 포식하거나 과식하지 않는다.

진시에는 또한 어떤 음식을 얼마만큼 먹느냐에 따라 피를 비롯한 우리 몸의 각종 진액의 영양 상태가 결정된다. 특히, 아침 일찍 출근하는 직장인들은 진시에 먹는 '진지'를 잊지 않음으로써 하루 동안의 에너지원으로 삼는 것과 동시에 위장을 상하지 않게 하고, 타고난 건강과 수명을 제대로 누리며 살아갈 수 있다는 것을 명심해야 한다.

오래전부터 생리학이 발달해 온 러시아 속담에도 "아침은 잘 먹고, 점심은 친구와 나누어 먹고, 저녁은 원수에게 주라."고 했으며, 중국 속담에도 "아침은 하늘의 음식이며, 점심은 인간의 음식, 저녁은 귀신의 음식이다."라고 했다. 이렇게 여러 나라에서 아침인 진시에 식사하는 것이 건강에 얼마나 중요한지를 간접적으로 설명하고 있다.

음식은 사람을 살리기도 하지만 죽이기도 한다. 포식이나 과식하는 습관을 지닌 사람은 늘 위장이 부담을 느껴 피가 탁해지므로 피부 또한 거칠고 깨끗하지 못하다. 특히, 저녁에는 인체의 모든 오장육부가 피로한 상태이므로 다음 날의 진지를 생각하면서 가벼운 음식으로 식사하는 것이 좋다. 특히 늦은 저녁에는 위장을 비워주는 게 좋다. 이미 위장이 활동하는 시간이 아니라 우리 몸이 휴식하는 시간이기에 음식물이 체내에 들어오면 휴식해야 할 몸이 피로해지므로 여러 가지 만성 피로와 질병이 발생할 수 있다.

위장의 구조와 기능

위장의 안쪽은 점액에 덮인 무수한 주름이 많은 작은 산맥처럼 연결되어 있어서 위 속이 음식물로 가득 차면 이 주름이 평평하게 늘어나서 1ℓ 이상의 음식물을 받아들일 수 있게 된다. 또한, 위 점막 표면에는 무수히 많은 작은 구멍이 있는데, 여기에서 염산, 펩신 점액, 알칼리성 점액 등의 위액이 분비된다.

음식물이 위를 통과하는 시간은 종류에 따라 다르다. 일반적으로 차가운 것과 부드러운 것은 빠르고 따뜻한 것, 딱딱한 것, 기름진 것은 느리다.

물과 차 등의 액체는 몇 분 정도, 보통의 음식물은 1~2시간이면 통과하지만 기름진 것은 3~4시간 이상 걸려야 통과한다. 위가 더부룩하다는 것은 과식해서 위의 내용물이 오랫동안 정체해 있을 때의 증상이다.

음식물뿐만 아니라 정신적 요인으로 위의 기능이 저하되어 위가 더부룩해질 때도 있다. 위 운동과 위액 분비는 정신상태의 영향도 많이 받는다. 초조해 하고 있을 때는 위액의 분비가 극도로 감소해 음식물은 평상시보다 2배 정도 오래 위 속에 머물게 된다.

위궤양이란 고민이나 긴장으로 위통이나 식욕부진을 경험한 적이 있을 것이다.

위장은 자율신경의 영향을 받기 쉬운 장기인데, 자율신경은 정신적인 스트레스에 영향을 받기 쉽다.

자율신경의 균형이 깨지면 위 점막을 덮는 특수한 점액의 방어벽이 무너져 거기에 위액이 작용한다. 이 때문에 상피가 소화되어 상처가 생긴다. 이것이 위궤양이다.

위액은 살균력이 뛰어나다. 위액 속의 염산은 매우 농도가 짙어 고추 등의 자극적인 음식물보다도 강한 자극작용을 한다. 이 살균력이 내용물의 부패 발효를 막는다.

위의 근육은 점액에 의해 보호되고 있다. 위 점막 표면을 덮고 있는 상피세포에서는 특수한 점액 상태의 물질이 분비된다. 보통의 점액과는 달라서 염산에 녹지 않는 이 액은 위 점막 표면에 벽을 만들어 위를 보호한다.

위장 이상으로 나타나는 병증

위를 수곡지해水穀之海라고 하는데, 수곡水穀이란 '일체의 음식물'을 말하고 지해之海는 '받아들인다거나 출납한다'는 뜻이다. 음식물의 섭취는 입을 통해 처음으로 이루어지므로 입은 소화기계통의 첫 관문이다. 음식물은 입속에서 작은 덩어리로 씹혀지면서 침과 혼합되어 묽은 죽으로 만들어진 후 식도를 거쳐 위로 운반된다. 위는 식도와는 분문噴門

이라는 이름의 곳으로, 십이지장과는 유문幽門이라는 이름의 곳으로 연결되어 있으며, 신축성이 있는 장기로서 음식물을 저장하고, 위액과 위운동으로 음식물을 죽과 같은 모양으로 만들어 밑으로 내려보내는 작용을 한다.

소화기관이 건강한 사람은 입술이 붉고 윤택하지만, 이상이 있는 사람은 입술이 메마르고 창백하며 윤기가 없다. 한참 동안 토하거나 공복으로 속이 쓰릴 때는 입으로 쓴 물이 올라오는데 이러한 증상은 위에서 분비되는 염산, 효소 등 위액이 역류해 올라오기 때문이다.

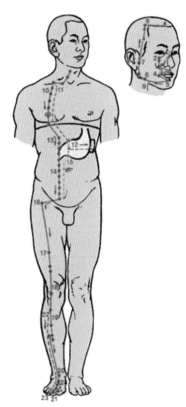

위장 경락도.

위액은 금속도 녹일 수 있을 만큼 엄청나게 산이 강하지만 음식물을 분해해서 죽처럼 만들어 1차로 소화 작용을 하고, 세균이 십이지장으로 옮겨가는 것을 막는 살균 작용도 한다. 이런 위액이 식사를 한 번 할 때마다 배가 출렁거릴 정도로 500ml씩 나오는데, 하루에 1.5~2.5L가량 나온다.

또한, 위벽에서는 위액뿐만 아니라 끈적끈적한 점액이 함께 분비되며 점액은 위액과 반대로 강한 알칼리성을 띠고 있어 이 알칼리성이 위액의 산성을 중화해 주는 까닭에 위가 쇠를 녹일 만큼 강한 산성이지만 안전한 것이다. 아울러 점액은 딱딱한 음식물이나 이물질이 들어왔을 때 위벽이 상처를 입는 것을 막아 주는 역할도 한다. 만약 과음이나 과식을 한다든지, 지나친 스트레스가 쌓이면 위벽을 흐르는 피의 흐름이 나빠져 점액을 분비하는 세포들이 산소 결핍으로 '질식' 상태에 빠지고, 그 결과 점액 분비 활동을 제대로 하지 못해 위액을 중화해야 할 점액이 제 할 일을 하지 못하면서 위액이 위벽을 침범해 위궤양을 만든다. 산소 결핍으로 위에서 나오는 위액이 위를 공격하여 위벽을 상하게 만드는 것이다.

위장은 자율신경의 영향을 받기 쉬운 장부로서 자율신경은 정신적인 스트레스에 영향을 받기 때문에 자율신경의 균형이 깨지면 위 점막을 덮는 특수한 점액의 방어벽이 무너져 위벽의 약한 부위가 위액의 피해를 입어 상피上皮가 손상되어 상처가 생기는 것이 바로 위궤양이다. 위의 성질은 먹은 것을 아래로 내려보내는 것인데, 위의 작용이 힘들어져서 위에 열이 생기면 그것이 위로 올라와 트림이나 더부룩한 느낌이 든다. 이때는 눈 주위에 열이 나거나, 멀미를 잘하거나, 입술이 트거나, 왼쪽 어깨가 피곤하거나, 명치가 답답하거나, 입에서 냄새가 심하게 난다.

위는 양토壤土로서 생리적으로 습한 것을 좋아하고 건조한 것을 싫어한다. 따라서 조습燥濕이 안 되면 입술이 건조해지기 쉽고 지나치게 건조하면 병이 된다. 위는 소화를 시키며 소장으로 내려보내는 통강通降 작용이 있는데 아무 음식이나 들어오는 바람에 위가 문란해져 통강이 안 되면 식욕감퇴, 중완의 팽만감, 변비, 구토 등의 문제가 발생한다. 위장은 수곡을 받아들이는 곳이며, 주입되는 곳이 위장이다. 위는 수곡기혈水穀氣血의 바다라고 한 것처럼 위는 육부의 원천이기도 하다. 이는 수곡을 받아들이는 위가 전신에 영양을 공급하는 원천임을 말한다.

한의학에서 알칼리 소화액은 모두 비장에 속하고, 산성 소화액은 모두 간에 속하며, 위장이 주관하는 음식은 자신의 몸에 필요한 단맛 나는 음식이다. 그래서 위장 건강에 좋은 음식은 주로 여름에서 가을 초까지인 장하長夏에 수확하는 노란빛을 띤 옥수수나 참외, 호박 등이다.

위장은 오행에서 토土에 배당을 받았는데, 우리 몸은 흙으로 만들어져 있어서 살과 혈관에 관계된 많은 병증들이 나타난다. 그렇지만 비장과 위장이 지나치게 강하게 되면 신장과 방광이 허약해지기도 한다. 즉, 토극수土克水라서 토土인 흙은 수水인 물을 조절하기 때문에 위장이 약해지거나 나쁜 기운이 지나치게 넘치면 물을 조절하는 균형이 깨져서 물에 해당하는 장기인 신장과 방광에 영향을 준다.

비장과 위장이 허약해지면 비장 경락, 위장 경락에 문제가 생기고 통증이 생긴다. 위장 경락은 눈 밑 부위 승읍혈承泣穴에서 시작하므로 위장이 허약하여 그 기운이 말단인 승읍혈까지 미치지 못하면 눈두덩이 살이 쪄서 붓게 된다. 비장과 위장이 허약하면 공상, 망상이 지나쳐 쓸데없는 근심을 만든다. 공상과 망상이 지나친 것은 위장의 활동이 지나쳐서 과도할 만큼 사려 깊게 생각하기 때문이다.

위장 경락이 목 옆 경동맥을 타고 내려가서 젖꼭지를 지나게 되는데, 위장의 순환이 원활치 못하면 위장의 불균형으로 여러 가지 병증이 나타난다.

♪ | 위장의 균형이 깨지면 나타나는 병증들 |

- 여성의 경우, 가슴이 너무 크거나 작거나 처지게 된다.
- 젖이 안 나오거나 너무 많이 나오는 등 젖가슴에 문제를 일으킨다.
- 위산과다, 속쓰림, 위염, 위경련, 위궤양이 생긴다.
- 몸에서 단내와 향내가 난다.
- 건조한 것을 싫어한다.
- 위 무력증, 위하수, 당뇨증이 온다.
- 무릎이 시리고, 무릎 통증, 무릎 관절염의 원인이 된다.
- 구취와 트림이 잦다.
- 구토, 설사, 비위가 상한다.
- 입맛을 모르면서도 무엇이나 잘 먹으며 배가 자주 고프다.
- 비만증이 온다.
- 앞머리 통증이 있다.
- 뱃속이 자주 울렁거리거나 구토증을 느낀다.
- 이마가 검어진다.
- 배에서 출렁출렁 소리가 나는 '복명(腹鳴)'이 생긴다.
- 아랫잇몸이 붓고 피가 난다.
- 입과 입술에 이상이 생기고, 입술이 부르튼다.

- 배꼽 부위에 유동기, 적, 취가 생긴다.

- 발꿈치가 갈라진다.

- 넓다리 통증이 온다.

- 눕기를 좋아하고, 얼굴빛이 노랗고 기름이 흐른다.

- 몸에 쉽게 멍이 든다.

- 몸을 옆으로 돌리는 것을 못하는 요통이 생긴다.

- 턱이 잘 빠진다.

- 중이염으로 진물이 흐른다.

- 흰자와 검은자 사이에 백태가 끼고, 눈동자 바깥쪽이 충혈되어 눈에 뿌연 막이 덮인 것 같아 잘 보이지 않는다.

이러한 모든 병증들은 위장의 문제에서 오는 병증들이다.

- 위장에 문제가 있어 자주 발등을 삔다

2010년 3월, 58세의 여자 환자가 발등이 아프다며 내원했다. 처음에는 단순히 삔 것으로 진단했는데 계속해서 한 달 간격으로 몇 년째 같은 부위를 삐어서 아프다고 했다. 이런 환자의 설명을 듣고, 먼저 어혈을 제대로 빼주지 않아서 계속 재발하고 있으며, 위장이 약한 것으로 진단하고 치료에 들어갔다. 발등에는 위장 경락이 흐르고 있으므로 위장 치료와 함께 치료를 세 번 정도 했는데 몇 년이 넘도록 발등이 겹질리거나 통증으로 인해 치료를 받지 않았다. 치료는 삔 부위의 반대쪽에 시술했다.

평소 이 환자는 오래전부터 위장이 좋지 않아서 늘 음식을 마음껏 먹지 못하고 힘들었다고 했고, 자주 방광염이 온다고 했다. 이 환자의 건강 상태로 볼 때 발등에 자주 문제가 생기고 삐는 것은 발등의 근육과 인대의 문제가 아니라 위장 경락의 문제로 인해 가장 취약한 부위인 발등이 문제로 나타난 것이었다. 또한, 방광에 염증이 자주 오는 것은 위장 문제로 인해 방광이 약해졌기 때문이다. 위장은 오행에서 흙에 속해 물을 조절하도록 하는데 물에 속한 방광이 흙의 정상적인 조절을 해주지 못하여 방광에 문제가 생긴 것이다.

그리고 이 환자에게 컬러를 이용하여 위장과 관련된 노란색 양말을 신도록 조언했고, 단맛과 노랑 빛깔이 나는 식품이 몸에 맞는 좋은 음식이라고 많이 섭취할 것을 권유했으며, 저녁은 되도록 먹지 않는 것이 건강에 도움이 된다고 설명했다. 현재 그 환자는 위장이 좋아졌을 뿐만 아니라 삐거나 발에 통증은 생기지 않았다.

• 위장의 불균형으로 무릎 통증과 연골 손상이 온다

최근에 많은 사람이 무릎 통증과 연골 손상으로 고통받고 있다. 그럼 무릎 통증은 어디에서부터 오는 것일까? 운동 부족으로 아니면 그냥 연골의 문제일까? 서양의학에서는 무릎 연골 손상 환자에게 그냥 연골이 찢어지거나 닳았다고 진단한다. 그런 후 수술 외에 다른 자연치료 방법은 없는 것이 사실이다. 그러나 한의학에서는 분명히 무릎 연골을 다시 살릴 수가 있다. 수술하지 않고도 연골을 살린 사례가 너무도 많다.

그럼 어떤 원리로 손상된 무릎 연골이 다시 재생되어 무릎 통증과 연골을 수술 없이 치료할 수 있는 것인가? 사실 수술하지 않고 치료가 된다면 대부분의 환자들에게는 희소식이다. 그래서 많은 사람들이 치료의 원리에 대하여 궁금할 것이다.

사실 치료는 한방의 원리로 우리 몸이 어떻게 만들어졌는지를 알게 되면 그리 어렵지 않다. 한의학에서는 우리의 몸이 나무, 불, 흙, 쇠, 물로 이루어져 있다고 설명한다. 12경락이 우리의 오장육부와 연관되어 각각의 특성이 있는데, 특히 우리 몸은 흙으로 만들어져 있으므로, 위장은 흙과 관련이 있다. 또한, 무릎은 위장 경락이 흐르는 통로이면서 연골을 흙으로 보기 때문에 위장 경락을 다스리면 연골이 재생된다. 방광 경락을 같이 다스리면 효과를 더할 수 있는데 이는 방광과 위장은 서로 조절 관계이기 때문이다.

이처럼 위장 경락 치료를 통해 무릎에 병이 있는 환자를 치료할 수 있는데, 필자는 여러 차례 그런 임상 경험이 있다. 그중에서 두 가지 사례를 소개하겠다.

첫 번째 사례는 45세 여성 환자를 치료한 것이다. 이 환자는 이미 한쪽 무릎은 수술하고 다른 한쪽도 수술 예약을 해놓았다. 하지만 우리 한의원에서 연골도 치료할 수 있다는 소식을 듣고 내원했던 것이다. 이 환자는 무릎 수술 당시 너무나 큰 통증과 몇 달 동안 걷지도 못하고 힘들게 지냈던 날들을 토로하며 앞으로 있을 수술에 대해 염려하며 힘들어했다. 이 환자는 늦게 본 아들과 이미 고등학교 다니고 있는 두 명의 딸, 그리고 자동차 수리 정비공장을 하는 남편이 있는 가정에 속해 있었다. 그래서 남편의 밥걱정과 어린 아들을 챙겨주지 못하고 또 집안일도 못 할까 봐 걱정이 이만저만이 아니었다. 그러면서 수술하지 않는 방법으로 치료하고 싶다고 한방 치료를 원했다. 그날부터 약 3개월간 일주일에 세 번씩 위장 경락과 방광 경락을 통하여 치료했는데 8년이 지난

지금까지도 재발하지 않았으며 만날 때마다 고마워했다.

또 다른 사례는 75세 여성 환자를 위장 경락 치료를 통해 치료한 것이다. 그 환자는 지인으로부터 소개받은 분으로 걸음을 잘 걷지 못해서 지팡이를 짚고 다니셨다. 환자를 진단하기 위해 대화를 나누는 과정에서 환경이 많은 영향을 주었다는 생각이 들었다. 평소 남편 때문에 마음을 많이 쓰는 사람이었고, 그래서 마음에 해당하는 불이 흙을 도와줘서 소화도 잘 시켜주고 습도 잘 빼줘야 했는데 위장이 역할을 제대로 하지 못하고 있었다. 스트레스를 받을 때마다 간에 영향을 주게 된 것이다. 간이 위장을 조절해 줘야 하는데 조절이 안 되어 음식의 과대 섭취로 비만이 왔고 몸무게 증가로 무릎 부위가 많이 부은 상태였다. 또한 종아리에도 쥐가 자주 난다고 했다.

환자와 대화를 마치고 진단한 결과, 환자가 스트레스를 받을 때마다 간이 강해서 위장을 메마르게 했고, 심장은 마음을 많이 써서 흙에 해당하는 위장을 돕지 못하여 위장이 약해져서 무릎이 부어서 앉고 일어날 때 힘들었던 것이다.

먼저, 소장경락을 통해 마음을 다스려 주었고, 두 번째로 무릎을 치료하기 위해 위장의 균형을 맞춰 주었으며, 세 번째 짜증과 근육에 관련된 간을 치료했으며, 마지막으로 종아리에 쥐가 난다고 하기에 방광의 균형을 잡아주는 침 자리를 자극했다. 방광은 다리에 쥐가 나거나 무릎이 아픈 환자들에게 같이 치료를 하는데, 방광이 튼튼해야 혈압에 문제가 없고, 허리 병도 안 생기며 자세가 똑바르게 된다. 다섯 번 치료했는데 무릎의 부기가 빠지고 2주 동안 체중이 7kg 정도 줄고, 무릎도 많이 좋아졌다. 그리고 간을 치료했더니 짜증도 잘나지 않고 좋다고 했다.

위장에 좋은
운동

지나친 스트레스 등으로 인한 위궤양이나 위염 등의 위장 질환은 현대인에게 흔한 질병이다. 이는 위장이 심리적 변화에 민감하게 반응하는 장기이기 때문이다. 위장은 심리적인 변화에 가장 빨리 반응하는 장기이므로 위장 질환이 있는 사람은 먼저 편안하게 숨을 쉬는 호흡을 통해 마음을 안정시키는 것이 좋다. 위장 질환을 앓고 있는 사람은 일단 호흡을 통해 뇌파와 마음을 안정시키는 것이 우선인데, 가장 좋은 방법은 기운을 내리는 것이다. 장을 활발하게 잘 움직여 주기만 해도 복부의 혈액 순환이 활발해지고 아랫배에 열감이 느껴져 장과 위가 풀리면서 기능이 향상된다.

• 위장 운동

아랫배를 압력이 느껴질 정도로 밀었다가 배가 등에 닿는다는 기분으로 당겨준다. 너무 강하지 않게 자신의 몸에 맞춰서 하면 된다. 배를 내밀 때 숨을 들이마시고, 당길 때 내쉬면 복식호흡이 자연스럽게 된다. 처음에는 50회 정도 하고 점점 횟수를 늘려가는 것이 좋다. 배를 허리 쪽으로 당긴다는 느낌으로 당겼다가 살짝 풀어준다. 이때 장과 위가 풀리는 느낌을 느껴보자.

• 명치 두드리기

명치를 가볍게 두드려 준다. 명치는 위장의 윗부분에 해당하는데 식도에서 음식이 내려와 위장으로 들어가서 내려가는 길이다. 위장이 약한 사람은 항상 명치가 답답하게 그득하다고 표현하는데 가볍게 두드려 주면 긴장된 근육이 풀어지고 마사지 효과가 있어서 위장에 좋다. 하지만 너무 강하지 않게 가벼운 통증이 느껴질 정도로만 두드려야 한다.

• 굴렁쇠 운동

굴렁쇠 운동은 척수 선을 자극해 척수신경과 위장 및 기타 장기를 강화시키는 동작이다. 척추 선을 자극해서 척수신경과 위장 기능을 강화해 주는 운동으로 평평한 바닥에서 해주되 등이 많이 아픈 사람은 푹신한 요 등을 깔고 한다. 등을 둥그렇게 하여 양손은 깍지를 끼고 다리를 감싸고 척추가 바닥에 닿아 자극될 수 있도록 최대한 둥글게 굴러준다. 이 동작을 수십 회 반복한다.

• 기 운동

기는 의식이나 마음으로 조절할 수 있다. 따라서 눈을 감은 채로 머리, 목, 가슴, 배 하는 식으로 머리끝에서부터 발끝까지 천천히 마음을 고요히 하여 자신의 내적 상태를 자세히 관찰하는 '내관內觀'하면서 흥분하여 들떠 있는 기운을 아래로 내려준다. 또한, 단전호흡과 장운동으로 장을 움직여주면 복부의 혈액 순환이 활발해지고 아랫배에 열감을 느끼게 되어 위장 및 내장이 풀리고 기능이 향상된다.

• 장 운동

장을 움직여주면 아랫배가 따뜻해지고 순환이 활발해져 위장 및 기타 장기가 풀린다. 이것을 꾸준히 하면 신장의 차가운 기운이 올라가고, 심장의 뜨거운 기운이 내려가는 건강 원리가 저절로 이루어진다.

위장을 건강하게 해주는
음식

위장을 돕는 음식과 약초는 비장과 다르지 않다. 다만, 같은 부류라도 형상과 작용은 비장과 확연히 다르다. 『황제내경』에서는 위장을 수곡收穀의 바다라고 했다. 갖가지 음식물을 받아들여서 잘게 쪼갠 다음 소화를 시키는데 오미五味, 신맛, 쓴맛, 단맛, 매운맛, 짠맛는 각기 코드가 맞는 오장으로 달려가서 그 장부를 돕는다고 설명하고 있다. 신맛은 간으로, 쓴맛은 심장으로, 매운맛은 폐로, 짠맛은 신장으로, 단맛은 비위에 머문다. 하지만 영양분을 흡수하지 않고, 약간의 알코올 성분과 당분만을 흡수할 뿐이다.

그런데 위장은 비장과 달리 심한 노동을 한다. 음식을 받아들인 족족 잘게 부숴서 소장으로 내려보내는 일을 쉴새 없이 하므로 중노동을 하는 것과 같다. 따라서 다른 장부에 비해 상하기 쉽다. 특히, 열과 추위, 습기, 건조한 기후 변화에 민감하게 반응한다. 열이 많은 체질인데 더운 때를 만나면 위암을 앓을 가능성이 90%에 이른다고 한다.

차고 습한 체질은 위염과 위궤양의 가능성이 90%는 족히 된다. 특히, 위가 습한 체질인데 간장과 담낭이 크고 실하면 위암을 앓을 가능성은 더 커져서 거의 100%에 이른다. 간장과 담낭의 에너지가 강력하면 췌장암을 앓을 가능성도 대단히 크다. 그것은 간장과 담낭이 비위를 극하기 때문이다. 마치 얇은 흙의 정기를 나무가 다 흡수해 버리면 땅이 황폐해져 버리는 것과 같다. 따라서 가장 위험한 췌장암과 위암의 원인이 된다. 이럴 때는 즉시 쓴맛 나는 음식과 약초로 간장과 담낭의 강한 에너지를 사해 주고, 단맛 나는 음식과 약초로 비위를 도우면, 절대로 위암과 췌장암을 앓지 않는다. 거기에다가 급한 성미, 분노, 스트레스 등의 감정을 자제할 필요가 있다. 물론 쓴맛과 단맛으로 비위를 도우면 그런 성질이 잘 나타나지 않고 안정이 된다.

그러나 비위가 너무 크고 실하면 상대적으로 간장과 담낭이 작고 허약해지므로 암을 앓지 않을 수는 있다. 하지만 비위가 너무 크고 간장과 담낭이 작다 해도 체질적으로 열이 많으면 암에 취약하다. 이때는 단맛으로 열을 사하고, 매운맛으로 폐를 돕는 한편, 짠맛으로 신장을 도와서 열을 식혀주어야 암을 이길 수 있다. 이러한 치료의 원리가 바로 암을 예방하고 재발을 방지하는 최고의 방편이라 할 수 있다.

위장에는 한여름을 지나서 수확하는 노란색이나 황토색을 띤 채소나 과일들이 좋다. 오행에서 노란색은 모든 만물을 중화시켜주는 토土에 속하며, 계절로는 여름과 가을 사이인 장하이고, 오장육부는 비장과 위장이다. 호박이나 바나나, 벌꿀, 당근, 옥수수 등의 노란색 음식은 비장과 위장의 기능을 북돋워 주고, 소화기계통의 질환들을 비롯하여 영양 공급 및 배설이 이루어지지 않아 면역력이 약화되거나 성인병 예방에 좋다. 노란색 음식 속에 함유된 베타카로틴, 알파카로틴, 카로티노이드 성분이 항암 효과와 노화를 예방한다.

우리 몸의 여러 기관 중에서 위장은 특히 민감한 곳이다. 조금만 스트레스를 받아도 쓰리고, 체하고, 특히 얼큰하고 자극적인 음식을 즐기는 우리나라 사람들에게 위장병은 자주 찾아오는 질병 중의 하나이다. 위장병에는 소화가 잘되는 음식을 규칙적으로 먹는 것이 가장 중요한데 자극적인 음식, 커피, 탄산음료, 육류 섭취를 줄이는 것도 건강한 위장을 만드는 방법이다. 양배추나 감자, 율무, 호박 같은 식품은 위점막을 보호해 주는 음식으로 꾸준히 먹어주는 것이 좋다. 아침 식사를 정상적으로 잘 챙겨서 먹는 것은 위장을 건강하게 만들 수 있는 중요한 실천이다.

• 귤껍질, 위 통증에 효과가 좋다

귤껍질에는 헤스페리딘hesperidin이라는 방향 성분이 있는데, 귤의 톡 쏘는 향기를 내는 이 성분이 위의 기능을 강화하고 위액 분비를 촉진하는 역할을 한다. 깨끗이 씻은 귤껍질을 일주일 동안 햇빛에 말린 뒤 귤껍질 10g당 물 400ml를 넣고 약 20분간 푹 우려서 마시면 좋다.

• 양배추, 위궤양을 치료한다

양배추에 많이 함유된 비타민U는 위산과 자극 물질로부터 위벽을 보호하고 위의 혈액 순환을 원활하게 해줘서 위궤양과 위염 등의 증상을 개선할 수 있다. 양배추는 생으로 샐러드를 만들어 먹는 것이 좋지만, 각종 볶음이나 쪄서 쌈으로 먹는 것이 더 좋다.

• 토마토, 위 통증을 가라앉힌다

토마토의 신맛은 구연산, 사과산, 호박산 등의 유기산에 의한 것으로 위 불쾌감, 위염 등을 가라앉히는 데 효과가 좋다. 토마토의 비타민C를 섭취하려면 생으로 먹는 것도 좋지만, 기름에 볶거나 삶거나 끓여서 먹으면 효과가 더 높다.

• 김, 위궤양에 좋다

김에는 항 궤양 성분인 비타민U가 양배추의 60배 이상 들어 있다. 김은 반찬으로 먹어도 좋고 간단하게 가루를 만들어 먹어도 좋다. 김에는 조단백질34%, 탄수화물39%과 비타민A, 비타민B, 비타민C도 많이 들어 있다. 김은 불에 달궈 물기를 없앤 뒤 가루를 만든다. 매일 2~3작은술을 물에 타서 마시거나 밥 위에 후리카케처럼 뿌려 먹으면 위장에 좋다.

• 연근, 위점막을 보호한다

연근에는 타닌tannin 성분이 들어 있어 소염 및 수렴 효과가 뛰어나고, 궤양을 가라앉히며 위의 통증도 없애준다. 또한, 연근을 자를 때 나오는 무틴mutin 성분은 위 점막을 보호해 주는 효과가 있다. 연근 분말을 하루에 2작은술 정도 따뜻한 물에 타서 차로 마시면 좋으며, 생 연근을 강판에 갈아 즙을 내서 먹어도 좋다.

• 알로에, 위를 건강하게 한다

알로에에 들어 있는 항 궤양 성분은 위궤양, 더부룩함, 구토 등의 증상을 완화시키는 효과가 있다. 증상의 정도와 개인차에 따라 알맞은 양을 섭취한다. 꿀 500g에 알로에 잎 4~5줄기를 적당한 크기로 썰어 넣고 하루 정도 삭힌 뒤 잎을 꺼내 하루 1~2조각씩 섭취하시면 좋다.

• 흰살생선, 소화를 촉진시킨다

흰살생선은 비타민B1이 풍부해 소화를 촉진하고 혈액 순환을 개선해 위장을 튼튼하게 한다. 대표적인 흰살생선은 조기, 광어, 대구, 명태, 도미, 병어, 농어, 갈치, 준치, 쥐치 등이다. 회나 조림으로 먹는 것이 가장 좋은데 구이를 할 때는 너무 오래 굽지 말고 조림으로 먹을 때는 간을 싱겁게 하는 것이 소화에 좋다.

• 당근, 위장 기능을 강화한다

당근은 체력과 면역력을 증강시켜 내장기관의 활동과 혈액 순환을 돕는다. 또 몸을 따뜻하게 하고 피부를 건강하게 하며 위장과 간장, 폐장 등 내장의 기능을 강화해 준다. 볶음이나 무침 등의 밑반찬으로 많이 사용하지만, 수프로 끓여 먹거나 즙을 짜서 마시면 위의 부담을 줄일 수 있다.

• 사과, 위장의 불쾌감을 해소한다

사과의 주성분 중 하나인 펙틴pectin은 탄수화물의 일종으로 위장 운동을 도와 정장 작용을 하고 위장 점막에 젤리 모양의 벽을 만들어 유독성 물질의 흡수를 막는다. 사과를 발효시켜 만든 사과 식초를 꿀과 함께 마시면 속이 더부룩하고 답답할 때 매우 좋다.

• 생강, 더부룩한 위를 다스린다

생강은 건위, 해독, 해열에 효과적이며 매운 성분이 발한 작용을 하며 위액 분비를 촉진시켜서 소화와 흡수를 돕는다. 생강은 위가 약하고 속이 자주 더부룩한 사람에게 특히 좋은데 생강차를 마시면 위의 활동이 왕성해져 소화 흡수를 돕는다. 생강 3~5g에 물 180ml를 넣고 푹 끓여서 마시면 좋다.

• 무, 소화 흡수를 돕는다

무에 들어 있는 소화 효소는 음식물의 소화와 흡수를 촉진하고 위통증과 위궤양을 예방하고 개선하는 효과가 있다. 식후에 더부룩하고 가스가 차는 등의 불쾌감을 느낄 때도 효과적이다. 부침, 조림 등의 반찬으로 먹으면 좋지만, 무를 갈아서 먹으면 위장 기능이 약해졌을 때 뛰어난 효과를 볼 수 있다.

• 부추, 위벽이 튼튼해진다

부추는 강장 효과가 뛰어나고 배를 따뜻하게 해주며 위장을 보호하고 혈액 순환을 원활하게 한다. 부추에 들어 있는 황화아릴allyl sulfide 성분이 소화 효소 분비를 촉진시키고 식욕을 돋워준다. 즙을 내서 마시거나 죽을 쑤어 먹으면 소화에 더욱 좋다.

• 검정콩, 위장을 보호한다

검정콩에는 양질의 단백질과 비타민B군, 비타민E, 레시틴, 사포닌 등의 유효 성분이 많이 들어 있다. 또한, 식이섬유가 풍부하고 리놀레산 linoleic acid이라는 불포화지방산이 위장을 보호한다. 볶은 검정콩 10알에 물 200ml를 붓고 4~5분간 끓여서 마시면 위장을 보호하며 면역력을 길러준다.

• 꿀, 위장을 편안하게 한다

꿀은 살균력이 뛰어나서 각종 바이러스로부터 몸을 보호한다. 특히, 꿀의 단맛 성분인 과당과 포도당, 올리고당은 위장을 편안하게 하고 변비를 치유하는 기능이 있다. 피로할 때 마시는 꿀물 한 잔은 숙취를 해소하고 몸속에 독소가 쌓이는 것을 막아준다. 특히, 이때 따끈한 물에 타 먹는 것이 좋다.

▶▶▶ **04**

사시^{巳時}에는 '비장'이 일한다

▶▶▶

사시^{9:30~11:30}에는
하루 일을 시작하라

오전 9시 30분부터 11시 30분까지 사시^{巳時}는 비장의 기운이 왕성한 시간이다. 비장은 위장 옆에 있으면서 위장이 섭취한 음식물에서 하루 동안 필요한 피의 원료와 각종 영양분을 뽑아 각 기관으로 보내는 역할을 한다. 이 시간에는 하루의 일과를 생각하면서 활동을 시작해야 한다.

이 비장에서 만들어내는 진액들이 없으면 아무리 많은 음식을 먹더라도 곧 영양실조에 걸리게 된다. 우리의 심장이 뛸 때마다, 눈꺼풀을 깜짝일 때마다 세포들이 에너지를 공급해야 하는데, 비장은 이들 세포의 불이 잠시도 꺼지지 않도록 연료를 공급하는데 한몫하는 기관이기 때문이다. 비장은 위장에서 나온 액 중에서 피가 될 것은 심장으로 보내주고, 순수한 진액이 될 것은 신장으로 보내주고, 기운이 될 것은 폐로 보내고, 간의 기운을 돕는 것은 간으로 보내준다. 비장에서 각 기관으로 보내주는 이들 원료는 나름대로 맛을 지니고 있어서 심장에는 쓴맛, 신장은 짠맛, 폐는 매운맛, 간은 신맛을 띠고 있으며, 단맛은 비장 스스로가 섭취하게 된다.

이처럼 우리 몸의 오장육부는 다섯 가지 맛과도 밀접한 관련이 있으므로 오장육부의 기능을 돕는 맛을 알고 있으면 어떤 기관에 이상이 생겼을 때 무슨 음식을 취하고 무슨 음식을 가려야 할 것인지 등을 알아 적절히 활용할 수 있다. 비장은 위장에서 섭취한 음식물이 죽 상태로 변해서 들어올 때부터 본격적인 활동을 한다. 따라서 진시에 음식물을 섭취해야만 그 기능이 가장 왕성한 사시에 비장이 활동하게 되는 것이다.

비장은 인체의 습을 관여하며, 오행 중 토土 중화 개념인 생각을 관여한다. 즉, 모든 하루의 일과를 계획하고 준비하며 인체 전체를 조절하게 된다. 또한, 비장은 위장에서 소화물인 음식물을 받아들여서 재차 흡수하는 과정을 거치며, 소장으로부터 분별된 영양과 수분을 받아 피를 만들고, 혈관 내막을 따라 혈류의 출입을 총체적으로 관리한다. 이때 비장이 약하여 비생혈脾生血과 비통혈脾統血을 제대로 하지 못하게 되면, 기운이 없거나 몸이 무거워진다.

비장의 구조와 기능

사람의 뱃속, 즉 복강 안에는 '지라'라는 '비장脾臟과 '지라'라고 하는 '췌장膵臟'이 따로 있다. 이 두 장기는 모양도, 하는 일도, 위치한 곳도 다르다. 그러나 서양의학에서 지라췌장는 눈을 닦고 봐도 찾을 수 없다.

그러나 한방에서는 지라췌장를 지라비장와 합쳐서 설명하고 있다. 한방의 비장은 췌장의 부분을 더 많이 설명하게 된다.

🐟 | 비장과 췌장의 기능 |

비장(비와 췌)의 기능

- 비는 혈액을 만든다. 혈액을 저장한다.
- 쓸모없는 적혈구를 파괴한다.
- 핏속에 균이 들어오면 없애주는 면역체를 만든다.
- 임파구를 만들어 저장하는 일을 하고 있다.
- 가장 중요한 일은 어혈을 분리하여 재활용하여 쓴다는 것이다.

췌장의 기능

- 만들어진 췌액을 십이지장으로 해서 소장 속으로 보내어 소화흡수를 돕는 일을 한다.
- 랑게르한스 세포에서 호르몬 '인슐린'을 만들어 직접 핏속 이나 림프 속으로 넣어주어 핏속의 당분(설탕)의 양을 조절하는 일을 한다. 이 인슐린의 생산이 모자라면 핏속에 당분이 지나치게 남아돌게 되며 당뇨병을 일으키게 된다.

우리 신체의 조직은 주로 음식물의 공급으로 생성된다. 영양적 요소 인 단백질, 탄수화물, 지방, 기타 무기질과 비타민 등은 소화기관을 통 과하면서 흡수되고, 이것이 임파淋巴, lymph를 거쳐 문맥門脈을 통한 후 간장에 비축된다. 비축된 영양소는 혈액을 따라서 각 장기와 전신의 조직과 세포에 골고루 공급된다. 이때의 임파와 비장은 같은 개념으로 파악된다. 음식물을 받아들이는 창고인 위장과 이를 소화해서 흡수하고 운송하는 역할을 하는 비장은 우리 인체의 생명 활동에 가장 기초적이고 근본적인 기능을 수행하며, 비장, 위장의 활동이 있음으로써 모든 장기들이 영양을 공급받을 수 있다.

비장은 혈액을 만들고 혈액을 저장하는 일을 한다. 쓸모없는 적혈구를 파괴하고, 핏속에 균이 들어오면 없애주는 면역체를 만든다. 임파구 lymphocyte를 만들어 저장하는 일과 가장 중요한 일은 어혈을 분리하여 재활용하여 사용하게 한다. 췌장은 만들어진 췌액을 십이지장으로 해서 소장 속으로 보내어 소화 흡수를 돕는 일을 한다. 또한 랑게르한스 섬islet of Langerhans이라는 세포에서 호르몬 '인슐린'을 만들어 직접 피 속이나 임파 속으로 넣어주어 피 속의 당분설탕의 양을 조절한다. 이 '인슐린'의 생산이 모자라면 피 속에 당분이 지나치게 남아돌아 당뇨병을 일으키게 된다.

한의학에서 비장은 오장을 따뜻하게 해주고, 위 위에 무겁게 덮여 있으면서 항상 잘 움직여 위 속의 물이나 곡물을 소화시키는 활동을 한다고 해석한다. 소화된 물이나 곡물은 위장에서 비장으로 가고, 비장에서 오장육부로 분배되고 몸에 영양을 돋우어 피부나 살갗과 살을 채운다고 했다.

예부터 밥을 잘 먹지 않을 때 "비위가 약하다."는 표현을 써 왔다. 비장에 병이 생기면 사지를 쓸 수 없게 된다. 사지는 모두 위장에서 기를 받고 있으나 그것만으로는 말단까지 도달할 수 없고 비장의 작용이 가해져야 비로소 말단까지 기를 받을 수 있기 때문이다. 즉, 사지는 비위의 기능에 의존하여 영양을 공급받는다.

한의학에서 말하는 오장육부의 비장은 현대의학에서 지칭하는 비장과는 전혀 무관한 것이다. 현대 서양의학에서 취급하는 비장은 일종의 조혈기관으로, 여기에서 적혈구가 파괴되고 헤모글로빈hemoglobin이 유리되어 간으로 수송되어 빌리루빈bilirubin으로 전환하는데, 이 림프성 기관은 한의학에서는 독립된 장기로 확연히 인식된 적이 없고, 개념적으로 간의 개념 속에 포섭되는 종속된 장기로 보았을 것이다.

『황제내경』에서부터 명시되고 있는 '비'는 오늘날의 의학적 용어로는 '췌장'을 의미한다. 췌장 중에서도 랑게르한스섬의 기능을 제외한 외분비 관계의 소화효소 분비 기능을 지칭하며, 위장이라는 장부와 상응하는 장기다.

비장 이상으로 나타나는 병증

• 비장은 습할 때 고통스럽다

비장에 균형이 깨지면 우리 몸의 살과 피와 관계된 병증과 비장 경락 혈을 따라서 병이 생긴다. 비장병과 위장병은 우리 한국인이 가장 많이 앓는 질병이다. 특히, 위장병은 우리나라 사람 대부분이 다 앓는다고 해도 과언이 아니다. 소화불량, 위염, 위궤양, 당뇨는 예사로운 병이 되어버렸고, 여러 가지 암 중에서도 위암과 췌장암을 많이 앓고 있는데 모든 질병은 자신의 환경과 먹는 음식이 영향을 준다.

모든 병의 원인이 스트레스로 인한 것이 대부분이지만, 특히 위장과 췌장에 생기는 병은 급한 성미, 분노, 스트레스가 주요 원인이다. 급한 성미, 분노, 스트레스는 간肝이 유발하는 인간의 속성 중에서 가장 적나라한 감정의 발현인데, 동양의학에서는 '간장'을 '나무'라는 또 다른 명칭으로 부르고 있다. 이런 간이 스트레스를 받았을 때 나무가 커지면서 흙인 비장과 위장을 여지없이 망가뜨린다. 위암과 췌장암은 그 원인의 대부분이 간의 위력 때문이라고 할 만큼 그 성미가 흉악하다. 우리 한국인이 유독 위장병을 많이 앓는 까닭은 간의 영향을 가장 많이 받기 때문이다. 급한 성질과 분노, 스트레스가 위장을 병들게 한다는 뜻이다. 우리가 살고 있는 대한민국 땅은 지정학적으로 극동에 위치해 있다. '극동'은 나무의 기운이 지배하는 방위이고, 나무의 기운은 바람을 만드는데, 바람은 곧 간의 에너지원으로 한의학에서는 해석하고 있다.

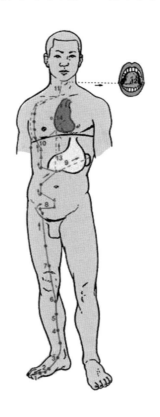

내 몸이 반란을 일으킨다

간장木의 에너지가 강하면 강할수록 급한 성미, 성냄 같은 스트레스성 병을 유발하는 사기邪氣, 인체 내에서 그 성질에 따른 색과 움직임의 변화를 확인할 수 있는 '실체'를 더욱 강하게 발산함과 동시에 흙인 위장을 병들게 한다. 극동이란 지역적 특색이 우리 한국인에게 급한 성미를 유발하고, 그 성미 때문에 위장병을 많이 앓는 원인이 되는 것이다. 즉, 흙이 나무로 인하여 영양이 고갈된다면 췌장암과 위암 등이 발병한다는 것이다.

비장은 그 성분이 흙土이고, 몸에서는 살肉이며, 색깔은 황색이고, 구멍은 입비장이 피곤하면 입술이 튼다이며, 맛은 단맛비장이 약하면 단맛으로 치료한다이고, 그 뜻은 지志. 생각, 비장이 병들면 근심 걱정이 많아진다이며, 그 냄새는 향香, 냄새, 비장이 병들면 냄새를 잘 맡지 못한다이다. 비장은 습할 때 고통스럽다. 비장이 습하면 위염, 위궤양, 위암 등의 병증이 찾아온다. 이럴 때는 즉시 쓴맛을 먹어주면 습을 걷어내 고통이 사라진다. 그리고 비장이 약하면 단맛에다가 감초와 인삼, 황련쌍떡잎식물로 미나리아재빗과의 여러해살이풀, 대추로 보하고, 비장이 강하면 지실어린 탱자을 먹어서 강한 기운을 사해 주는 게 좋다.

음식	조, 쌀, 보리쌀, 찹쌀, 노랑콩, 두부, 된장, 호박, 고구마 줄기, 시금치, 양배추, 홍당무, 아욱, 삽주 뿌리
과일	단감, 연시, 망고, 복숭아
음료수	유자차, 연유, 딸기 주스, 곡물 주스, 두유, 채소 녹즙, 망고 주스, 수정과, 식혜
한약	감초, 두릅, 백출, 승마, 탱자, 호장근, 해당화, 이질풀, 후박
육류와 생선류	쇠고기, 토끼고기, 수어, 갑각류

비장에 좋은 맛은 단맛이고 비장의 모든 병증은 비장 경락과 비장의 성질에 따라서 나타난다. 환자를 치료하다 보면, 특히 비장 경락을 따

라서 다리가 무겁다, 무릎 안쪽에 통증이 있어서 잠을 잘 수가 없다 등의 비장으로 인한 병증을 호소하는 경우를 많이 본다. 이런 경우 한의원에서는 경락 진단 및 자연의 원리를 이해하여 치료하면 쉽게 치료할수 있다.

만약 비기가 허약해지면 수분을 처리하는 능력을 잃게 되어 병이 생기는데 설사와 소변이 잘 안 나오고, 몸이 무겁거나 부석부석 붓게 되며 살이 찐다. 비장은 또한 몸 안의 혈액을 통솔하는 역할을 한다. 그래서 비장이 혈액을 통솔하는 힘을 잃게 되면 여러 가지 출혈성의 병, 즉 만성혈변, 월경과다, 자궁출혈, 백혈병 등이 생긴다.

비장은 사지의 근육도 주관하여 살이 찌고 여위는 것을 맡고 있으므로 비장을 잘 다스리는 것이 비만에서 해방될 수 있는 길이다. 살이 여위고 몸이 약한 것과 사지에 힘이 쭉 빠지는 것은 비장이 허약한 탓이다.

비장은 입속과 직결되어 있어 비장에 이상이 생기면 늘 입안이 텁텁하고 개운치 못하고, 입안에 부스럼, 즉 창瘡이 생겨 헐게 된다. 입안에 구설창口舌瘡이 생기거나 입속에 생기는 모든 병증은 비장의 균형이 깨졌다는 것을 의미한다. 비장에 병이 있으면 입술 빛깔이 창백해지고 윤기가 없어진다.

| 비장의 균형이 깨지면 나타나는 병증들 |

- 피로감과 권태감을 느끼고, 바짝 마르며, 영양 장애 등이 나타난다.
- 사지가 무력하고, 저릿저릿하거나 마비되거나 무겁고, 심하면 붓는다.
- 여위며 몸속 장기도 무력해져 이완 또는 하수가 된다.

- 입맛이 없고 입안이 텁텁하며 단내가 나고 입술이 창백하다.

- 생쌀, 흙 등 이상한 것을 즐겨 먹는 이식증이 생기기도 한다.

- 비장이 약하면 설사, 부종 등 습증이 생긴다.

- 입과 입술, 비계(살), 대퇴부, 배꼽 부위, 무릎 등에 병이 생긴다.

- 피곤해서 자꾸 누우려고 하고 얼굴색이 노랗다.

- 아침에 일어날 때 몸이 무겁다.

- 멍이 잘 들고, 대변 출혈이나 부정기적 자궁출혈을 한다.

- 생각이 많아 잠자리에서 잠을 설친다.

- 숨 내쉴 때 가슴이 탁탁 막힌다.

- 다래끼가 자주 난다.

- 난시가 생긴다.

- 혓바늘이 잘 돋는다.

- 입맛이 없고 소화가 잘 안 된다.

- 식중독에 약하다.

- 중완(中脘) 부위에 찬바람이 솔솔 나서 시리다.

- 배가 더부룩하게 불러오는 복창만(腹脹滿) 부종이 있다.

- 위염, 위궤양, 십이지장염이 생길 수 있다.

- 간염으로 인한 황달이 온다.

- 울컥울컥 토한다.

- 만성 요통으로 허리가 아파서 오래 앉아 있지 못한다.

- 양 옆구리가 그득하면서 아프다.

- 발톱 무좀이 생긴다.

• 비장 치료로 백혈병을 치료한다

필자는 백혈병 환자들을 치료하면서 우리 몸이 어떻게 만들어졌으며 어떻게 우주에 원리로 이루어졌는지를 먼저 생각한다. 우리 몸의 혈액은 적혈구가 70%, 백혈구가 25%, 혈소판이 5%로 이루어져 있다. 이러한 혈액은 한의학의 원리로 보면 비장과 관련이 있다고 생각한다. 한의학의 원리로 볼 때 비장과 위장은 흙과 관련이 있는데 흙은 피의 성분과 똑같은 미네랄을 가지고 있다고 이미 현대의학도 발표하고 있다. 그래서 비장을 다스렸을 때 백혈구가 정상으로 돌아올 것이라 믿었다. 대부분의 백혈병 환자들은 발병 전에 감기 같은 증상이 나타나기도 하지만 왼쪽 옆구리가 매우 아팠다는 환자들이 많았다. 비장은 해부 생리학적으로 왼쪽 늑골에 있는데, 아마도 비장에 문제가 생기면서 왼쪽 옆구리에 통증이 나타난 것으로 생각한다.

필자는 비장 혈 자리 치료를 통해 백혈병을 치료했는데, 그중 두 가지 사례를 소개해 보겠다.

첫 번째 사례는 62세의 여성 환자를 치료한 것이었다. 오후 늦게 젊은 남자가 나이 든 여자분을 업고 우리 한의원에 내원했다. 3주 전에 고기를 먹고 체했는데 아무것도 먹지 못해 힘이 없어서 혼자서는 걸을 수 없어서 아들이 업고 온 것이었다. 당시 환자는 혈액 순환이 안 되어 체온이 많이 내려가 있어서 손을 만졌을 때 너무도 차디찼고 얼굴도 창백하고 말소리조차 들리지 않았다.

필자는 체증을 치료하기 위해 위장과 비장 경락을 다스리는 침을 자침하기 전에 혹시 침 맞는 동안 토할 수 있으니 토하고 싶으면 말해 달라고 하고 20분 정도 자침을 놓았다. 이후 환자가 토하고 싶다고 해서 아들이 부축하여 토하러 화장실에 다녀왔는데 3주 전에 먹었던 고기가 남아서 뱃속을 힘들게 했던 것 같았다.

토한 후 환자의 몸에 피가 돌기 시작하는 것이 느껴졌으며, 힘이 생긴다며 말소리도 들릴 만큼 커졌다. 처음에 필자는 그 환자가 백혈병에 걸렸다는 말을 안 해서 백혈병 환자인지 몰랐다. 어쩌면 백혈병이 있다는 말을 들었다면 침놓는 것에 대해 주저했을지도 모른다. 혈소판 수치가 낮을 경우 침을 놓고 뺄 때 피가 나면 혈액 응고에 대한 걱정이 있기 때문이다. 다행히 혈소판 수치는 혈액이 응고가 안 될 만큼 낮지 않았는지 별다른 이상은 없었다.

체중 치료 후에 다음 날 진료를 위해 오셨는데, 그날은 식사도 잘하셨다고 감사해 하면서 사실 자신이 백혈병이 있는데 현재 골수 이식을 기다리고 있지만, 아직 맞는 골수를 찾지 못해 2년째 기다리고 있노라고 했다. 그래서 매주 월요일마다 혈액 검사를 해서 백혈구 수치를 검사하며 약으로 조절하고 있는 중이라고 했다. 이 환자는 체중으로 우리 한의원에 오게 되었지만, 필자는 비장, 위장을 통하여 체중 치료만 했는데도 환자는 기분도 좋아지고 힘도 생기고 무언가 몸에 변화가 있다고 했다. 그래서 한방으로 치료해 보고 싶다고 해서 집중적으로 백혈병 치료에 들어갔다.

필자는 열심히 한의학 고서를 찾아보면서 자연의 이치를 다시 생각하며, 먼저 혈을 돌려주며 피와 관련하여 양에 해당하는 소장을 다스렸으며, 실질적인 피의 원료를 조절해 주는 비장으로 치료했는데 3주 후에 혈액검사 결과 백혈구 수치가 정상으로 돌아왔다는 소식을 들었다. 필자도 처음 백혈병을 치료한 사례라 너무나 감사해서 하나님께 감사의 기도를 드렸다. 이후 환자는 두 달 정도를 꾸준히 치료했으며 그 이후에는 완치되었다는 결과를 병원으로부터 받았고 가끔 우리 한의원에 들려주시곤 했다.

　두 번째 사례는 67세의 여성 환자의 백혈병을 치료한 것이다. 뉴질랜드인인 이 환자는 환자 남편의 친구 소개로 우리 한의원을 내원했는데 방광암을 수술한 후 눕기만 하면 복통이 와서 3년째 누워서 못 잔다고 했다. 복통을 침으로 치료해 보고자 내원한 환자였지만 폐암도 수술했었고 만성 백혈병도 있다고 했다. 물론 이러한 사례는 환자를 오랫동안 치료하면서 이미 경험해 보았던 터라 한의학으로 치료할 수 있다며 차례대로 병증에 따라 치료를 시작했다.

　이 환자는 첫날 방광을 치료받은 후 누워서 잘 수 있었다고 했다. 그리고 폐 수술로 인해 언젠가부터 가슴이 답답하고 가끔 통증도 있었는데 가슴 통증이 사라졌다며 좋아했다. 일주일에 세 번씩 3주 동안 치료를 했는데 백혈병 치료를 위해 몇 달 더 치료받을 것을 권유했다. 하지만 친척 집을 방문하러 호주를 가야 했기 때문에 3주 동안만 치료했는데 혈액 검사 결과 만성 백혈병이 정상으로 나왔다고 했다. 필자는 이 환자를 치료하기 위해 방광 통증은 방광의 경락으로, 폐의 병증은 폐장 경락 치료를 통해, 백혈병에 대한 치료는 비장을 다스리는 방법으로 치료했다.

　이렇게 한의학의 원리를 통해 살펴보면, 우리 몸은 분명히 우주의 원리로 만들어져 있어서 우주 원리에 따라서 배속된 한의학의 원리의 길을 찾아 치료하면 어떤 병도 치료 안 될 병은 없다고 생각한다. 날마다 우리 한의원을 찾아왔던 환자들을 보면 처음에는 단순한 병으로 내원했는데 근본적인 원인이 치료되지 않는다면 앞으로 몇 년 후에 더 큰 병으로 발전되어 생명까지 위협하는 경우가 대부분이다. 필자는 늘 환자들에게 "병도 내가 만들고, 치료도 내 몸이 하는 것이니, 현재의 나를 보지 말고, 앞으로 몇 년 아니 십 년 이십 년 후의 나를 생각하며 건강 관리에 힘쓰라.”라고 조언한다.

그렇지만 오늘날은 건강과는 더 멀리멀리 살아가게 되는 것이 현실인 것을 어찌하겠는가. 가장 중요한 것은 모든 일에서 과욕을 부리지 않고 살아가고, 세상이 만들어져 있는 원리대로 살아가는 것이 건강으로 가는 해답이라고 생각한다.

비장에 좋은 운동

비장은 많은 생각을 하게 만드는 특징이 있다. 그러나 지나치게 많은 생각은 매사의 일 처리나 대인관계에서 실수를 줄여줄 수는 있지만, 인체의 생리 활동에 영향을 주어 비장을 약하게 할 수 있다. 비장은 생각을 주관하는 장부이기 때문에 자연을 즐기며 명상하는 운동이 좋다.

• 호흡 운동과 명상

허리를 똑바로 펴고 가부좌 자세를 취한 후 눈을 감고 조용히 호흡에 집중해 보자.

• 가벼운 산책

가벼운 산책은 근력을 강화하고, 심폐 기능을 향상시키며, 정신적 만족감을 주고, 스트레스를 감소시킨다. 종일 오래 앉아 있거나 서서 일하는 직장인들의 만성 피로감을 줄이는 데 산책이 효과적이다. 가벼운 산책을 하는 동안 분비되는 '베타 엔돌핀'은 체내 모르핀과 같은 역할을 하는 호르몬으로, 만족감과 자신감을 느끼게 한다. 특히, 좋은 사람과 함께하는 산책은 생각뿐만 아니라 우울증 예방에도 효과가 있다.

비장을 건강하게 해주는 음식

비장을 튼튼하게 하는 것은 그렇게 힘든 일이 아니다. 보통 우리가 알고 있듯이 찬물 먹지 말고 미지근한 물을 먹고, 자극적인 것을 피하고 싱겁게 먹고, 일찍 자고 일찍 일어나고, 술 먹지 말고, 담배 피우지 말고……. 귀가 따갑도록 들은 이 모든 말이 비장을 튼튼하게 하는 지름길이다.

생식 또한 비장을 건강하게 하기 위해서는 금물이다. 언젠가부터 생식이 좋다고 매스컴에서 소개를 많이 한 적이 있는데, 생식은 익은 음식이 아니기 때문에 신진대사를 저해하고 소화 기능을 떨어뜨려 비장을 힘들게 한다. 과일도 마찬가지로 생과일을 많이 먹으면 비장과 위장에 좋지 않다. 일반적으로 과일에는 산성이 많기 때문에 피부에는 좋으나 위액과는 정반대라서 생과일은 아침보다는 식사 후에 먹는 것이 좋다. 왜냐면 중화시킬 다른 음식 없이 바로 먹으면 염과 산이 부딪혀 일종의 반작용이 생겨 비장이 충격을 받아서 기능이 저하될 수 있기 때문이다.

비장과 위장에는 여름을 지나 가을 초에 나는 채소나 과일이 좋다. 호박이나 바나나, 벌꿀, 당근, 옥수수 등의 노란색 음식은 비장과 위장의 기능을 북돋워 주고, 소화기계통의 질환들을 비롯하여 영양 공급 및 배설이 이루어지지 않아 면역력이 약화되거나 성인병 예방에 좋다. 노란색 음식 속에 함유된 베타카로틴, 알파카로틴, 카로티노이드 성분이 항암 효과와 노화를 예방한다.

비장은 음식물을 기와 혈로 바꾼 후 몸과 근육에 자양분을 주는 역할을 담당한다. 특히, 근육 중에서도 얼굴의 근육을 자양시켜서 맑게 해주는 것이 비장이다. 비장은 흡수된 음식물로 인체의 생명을 유지시키며 음식물을 피부의 자양분인 기와 혈로 변화시킨다. 따라서 비장과 위장은 기혈의 발원지라고 할 수 있으며 사람의 전신을 이루는 근육과 피부는 비장의 기능이 정상일 때 기와 혈의 활동이 왕성하여 모두 기와 혈이 보내는 영양에 의지해서 유지되는 것이며, 비장의 기능이 정상일 때 기와 혈 또한 그 활동을 왕성하게 할 수 있다.

그래서 비장의 기가 허하면 음식물을 영양분으로 전환시킬 수 없기 때문에 근육이나 피부에서도 영양분을 공급할 수 없으므로 정신이 흐려지고 얼굴색이 황색이나 갈색빛을 띠며 근육과 피부가 영양을 잃게 되고 피부에 주름이 생기며 얼굴 근육도 빨리 노쇠해진다.

동양의학에서는 비장이 건강하며 인체의 정기와 진액을 포함한 수분을 폐를 비롯한 전신에 수송한다고 밝히고 있다. 만일 비장이 정상적인 기능을 상실하게 되면 몸속의 수액이 제대로 운반되지 않기 때문에 몸이 붓거나 살이 찌며 피곤하고 어지럼증을 호소한다.

• 칡뿌리, 소화를 도와준다

한의학에서는 모든 음식이나 약재는 본래의 성질과 맛이 있으므로 열성熱性, 온성溫性, 평성平性, 양성凉性, 한성寒性으로 성질을 구분하

2부 ㅣ 04. 사시(巳時)에는 '비장'이 일한다

120
121

고, 오미 신맛, 쓴맛, 단맛, 매운맛, 짠맛로 맛을 구분하여 고스란히 인체에 영향을 미친다고 본다. 칡은 맛은 달고 매우며 성질은 시원하여 비장과 위장에 좋다. 『동의보감』에 칡뿌리의 약성에 대해 "성질은 평하고 서늘하다. 맛이 달며 독이 없다. 풍한으로 머리가 아픈 것을 낫게 하며 땀구멍을 열어 주며 술독을 푼다. 소화를 잘되게 하며 가슴에 열을 없애고 소장을 잘 통하게 하며 쇠붙이에 다친 것을 낫게 한다. 허해서 나는 갈증은 칡뿌리가 아니면 멈출 수 없다. 술로 인해서 생긴 병이나 갈증에 쓰면 아주 좋다."라고 적혀 있다.

• 대추, 비장과 위장을 편안하게 해준다

대추는 예로부터 우리나라에서 중요한 과실 하나로 여겼으며 약용과 식용을 겸하여 재배되었다. 한방에서 대추는 맛이 달고 그 성질이 따뜻하여 영양을 도와주어 위장을 편안하게 한다고 한약재로 널리 쓰였다. 대추의 성분은 지방, 탄수화물, 식이섬유, 단백질 등이며 위장이나 빈혈, 전신 쇠약 등에 좋다.

• 망고, 성인병을 예방하고 비장과 위장에 좋다

망고는 항산화제인 베타카로틴이 풍부하여 암을 예방하고 동맥경화와 고혈압 등의 성인병을 예방해 주는 효능이 있다. 또한, 망고의 폴리페놀polyphenol 성분은 암세포가 자살하도록 유도하여 암세포를 억제하는 효과가 있어 망고를 꾸준히 섭취하게 되면 암을 예방하고 위장에 도움을 준다. 망고에는 눈 건강에 좋은 비타민A와 식이 섬유소가 풍부하여 빈혈에도 좋을 뿐만 아니라 안구건조증, 야맹증 치료 등 눈 건강에도 좋으며 시력 향상에도 도움이 된다.

· 꿀, 소화를 돕는다

꿀은 소화가 잘되기 때문에 위장이 약한 사람에게 좋다. 꿀에 들어 있는 단당체인 과당과 포도당으로 구성되어 있어서 위에서 소화 과정을 거치지 않고 바로 체내로 흡수되어 위에 부담을 주지 않는다.

· 엿기름, 소화불량과 식욕부진에 탁월하다

엿기름은 보리에 있는 녹말 성분이 당으로 전환되는 과정에서 아밀라아제amylase라는 효소의 작용으로 단맛이 난다. 겉보리에서 싹이 나면 보리가 성장하기 위해서 자신을 분해하는데, 이때 아밀라아제라는 소화 효소가 다량으로 만들어진다. 아밀라아제가 보리의 알맹이에 있는 아밀로스amylose라는 녹말 성분을 분해하여 엿당과 포도당을 만들기 때문에 단맛이 난다.

한의학에서 맥아의 성질은 평하고 맛은 달다고 한다. 엿기름은 비장과 간장과 위장에 작용하여 소화불량과 식욕부진과 구토, 설사를 다스린다. 엿기름은 비위를 튼튼하게 하는 효능이 있어 과식하거나 소화가 잘되지 않을 때, 식욕 부진할 때, 가스가 차고 더부룩할 때, 스트레스로 인한 소화기 장애에 사용한다.

· 인삼, 비장의 기능을 도와주고 원기를 돋운다

예로부터 인삼은 한의학에서 수천 년 동안의 경험으로 그 약효가 특출한 것으로 인정받아 왔다. 인삼은 원기를 보하여 주는 데 특효약으로 사용되며 체력 증진, 혈액 순환, 액 생성, 당뇨병 등에 효과적이며, 특히 폐장과 비장의 기능을 도와주고, 빈혈로 인한 전신의 신진대사 이상을 개선해 준다. 또한, 마음을 평안하게 해주어 신경을 안정시키고, 혈액 순환 부전 혹은 심장의 기능 저하로 인한 정신불안 해소에도 큰 효과가 있다.

• 미꾸라지, 장을 따뜻하게 하고 소화를 돕는다

미꾸라지는 풍부한 단백질과 비타민, 무기질이 있어 보양식으로서 좋으며, 특히, 추어탕은 백발을 검게 한다고 하며 기력을 보하고 장을 따뜻하게 하고 위장에 영향을 주어 소화를 도우며 신장의 기능을 도와 이뇨 작용을 원활하게 하고 황달의 치료에도 쓰였다. 또한, 조갈燥渴을 풀어주어 당뇨병에도 좋은 영향을 주며 미끈한 점액질의 콘드로이틴 chondroitin은 숙취 해소에 도움을 주고 노화 방지에 좋다.

• 수수, 위장을 보호하고 소화를 촉진한다

수수의 효능은 수수에 들어 있는 타닌과 페놀 성분이 항돌연변이 및 항산화 작용, 항암 작용을 하기 때문에 항암 효과가 있으며 체온 유지, 위장 보호 작용, 소화 촉진 작용, 해독 작용, 식욕 개선 작용 등이 있다. 수수를 먹는 것만으로도 고지혈증과 암, 당뇨 등을 예방할 수 있다고 한다.

• 기장, 비장을 강화한다

원기 회복에 좋은 음식인 '기장'은 『본초강목』에 맛이 달고 온화한 성질을 가지며 독이 없다고 기록되어 있다. 기장의 효능은 폐 기능을 도와주고, 몸을 해열해 주며, 상처 치료에 아주 효과적이며, 몸이 허약하여 힘이 없을 때 기장을 섭취하면 기를 보충해 주고 어지러운 증상을 완화해 주며 비장을 강화해 주는 데 효과적이다.

• 메밀, 비장을 튼튼하게 한다

메밀은 중국에서 1,000년 전부터 재배되었으며 온작물로 메마른 땅에서도 잘 자라고 병충해도 적다. 메밀은 비장을 튼튼하게 해주며, 습을 제거하고, 음식물 소화를 도와주며, 몸속의 독을 없애는 효과가 있으며, 이질과 만성 설사에도 좋다. 메밀에는 단백질, 칼슘, 인, 루틴, 아연, 비타민B1, 비타민B2 등이 들어 있다.

또한, 메밀의 검은 껍질은 원활한 배변과 이뇨작용을 도와준다. 메밀을 가루를 내어 먹으면 효소가 많아 소화가 잘되므로 부담 없이 섭취할 수 있으며, 메밀껍질을 베갯속으로 사용하면 건망증과 치매 예방에 효과가 좋다.

• 보리, 아기의 소화불량에 좋다

보리는 당뇨, 설사, 변비, 하혈, 위장이 약하고 헛배가 부를 때 좋다. 보리는 밥으로 해서 먹거나, 맷돌로 갈아서 죽을 쑤어 먹어도 좋다. 특히, 보리차는 아기의 소화불량에 좋다. 아기가 체해서 젖을 먹지 않고 배가 아파 울 때는 보리차에 설탕을 조금 넣어 계속 먹이면 풀린다. 보리는 비장과 위장을 치료하고 체중과 소화불량을 다스린다.

오시午時에는
'심장'이 일한다

◂◂◂

오시11:30~13:30에는
몸과 마음을 편하게 하라

　11시 30분에서 1시 30분까지 오시午時는 심장의 기운이 왕성해지는 시간이다. 심장은 비장으로부터 받은 피의 원료를 가지고 뜨겁게 쪄서 붉은 피로 만들며, 끊임없는 펌프질을 통해 폐와 온몸에 혈액을 공급한다. 따라서 이 시간에는 과로나 격한 운동을 피하고 간단한 식사와 함께 편안한 마음으로 휴식을 취하듯이 지내야 한다.

　비장에서 건강한 혈과 신장의 원기를 심장으로 보내면, 심장은 분열, 분산, 활동, 상승의 화火적 개념으로 혈과 기氣를 전신으로 보낸다. 이때 심장의 기능이 약화된 사람은 쉽게 피로하거나 사지가 무력할 것이며, 심장에 병적인 열을 가지고 있다면 음식을 많이 먹거나 좀 신경을 쓰면 이 시간에 쓰러지기가 쉽다. 따라서 점심 후에 심장을 쉬게 하려면 이때 낮잠을 자는 것도 바람직하다.

심장의 구조와
기능

 심장은 심방과 심실로 이루어진 일종의 펌프로서 왼쪽과 오른쪽의 심방과 심실이 하나의 조합을 이루어 움직이는데, 결국 두 개의 펌프가 매우 정교하게 조절되어 움직이게 된다. 오른쪽의 펌프는 산소가 모자란 혈액을 허파로 보낸다. 허파에서 일어나는 산소와 이산화탄소의 교환으로 인해 산소가 풍부해진 혈액은 왼쪽 펌프로 돌아오게 되며, 이 과정에서 산소가 풍부한 혈액과 그렇지 않은 혈액은 서로 섞이지 않는다. 왼쪽 펌프는 산소가 풍부한 혈액을 온몸으로 보냄으로써 조직에 산소를 공급한다. 산소가 부족해진 혈액은 오른쪽 펌프로 돌아왔다가 다시 허파로 보내지는 새로운 과정을 반복한다.

 심장의 균형이 깨지면 항상 긴장하고 사소한 일에도 마음을 쓰며 조바심을 내게 된다. 옛 의서 『손진인 양생명孫眞人 養生銘』에서도 "마음이 편안하면 만병이 휴식한다."라고 했다. 정신적 스트레스와 심리적 초조감 등은 동맥을 수축시켜 분비물을 나오게 함으로써 혈압을 높이고 심장이 빨리 고동치게 한다. 또한, 지나친 지방질 섭취나 과다체중도 심장 질환을 일으키는 주요한 원인이 되며, 흡연 역시 동맥을 수축시키고 심장에 큰 부담을 준다.

 이처럼 심장이 약하거나 심장 질환을 앓고 있는 사람은 혈액 순환이 불규칙하므로 피부에 필요한 피와 기운이 순조롭게 공급되지 못한다. 따라서 피부가 늘 창백하거나 반대로 붉게 충혈되어 있을 뿐만 아니라 윤택하지 못하여 건강한 아름다움을 가질 수 없게 된다.

 건강한 심장을 갖기 위해서는 마음을 편안하게 가지고 충분한 휴식을 취하며, 적당한 운동과 규칙적인 생활을 해야 한다. 또한, 체중이 늘어나지 않도록 몸을 관리하고, 지방질 식품과 담배를 줄여야 한다. 특히, 심장의 기운이 왕성한 오시에는 과격하고 무리한 활동을 피하여 몸과 마음을 편안하게 유지시켜 주어야 한다. 아울러 자신이 좋아하는 별미의 음식을 즐기면서 밝고 명랑한 기분을 갖는 것이 좋다.

▌심장 이상으로 나타나는
▌병증

　심장의 병증은 심장 경락의 유주流注 순행을 따라 나타나게 된다. 또한, 심장이 위치한 가슴 통증과 관련하여 여러 가지 내적 질환 및 심장으로 인해 폐에 영향을 주어 많은 병들을 초래하게 된다火극금.

　심장은 주로 정신, 의식, 사유생각 등 고도의 정신 활동을 주관한다. 따라서 심장에 병이 발생하면 마음과 몸이 불안하고, 가슴이 두근거리고, 잘 놀라며, 잠을 못 이룬다. 심장의 박동으로 인해 혈맥을 통해 전신에 혈액 순환과 영양을 운반하는데 이때 심장의 기가 허해 혈액 순환이 안 되면 얼굴에 생기가 없고 가슴이 불안정하다. 심에 열이 많으면 잘 웃거나 울거나, 미친 증세가 발생하기도 한다.

　심장근육질병: 관상동맥경화증—심장 혈액 공급이 불리하여 심하면 혈액 공급의 장애가 생긴다. 심장心臟 경락經絡은 마음의 경맥經脈으로서 불안 초조, 불면증, 광증, 히스테리 등과 눈이 충혈되기 쉽고, 목이 마르며, 명치가 아프다.

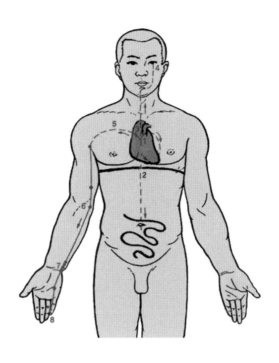

🫀 | 심장의 균형이 깨지면 나타나는 병증들 |

• 팔이 저리거나 냉하고 아프다.

• 손바닥에 열이 있고 아프다.

• 불면증과 건망증이 나타난다.

• 심장부에 갑자기 통증이 나타나는 협심증이 생긴다.

• 심근경색이 생긴다.

• 낮에 손발 부종이 생긴다.

• 건망증이 심하고 마음의 안정이 안 된다.

• 마음이 편치 않고 말하는 것이 횡설수설하다.

- 저혈압과 현기증이 생긴다.

- 꿈이 많고 잘 놀란다.

- 식은땀인 나고 도환이 생긴다.

- 머리채를 흔든다.

- 입안이 땡감을 먹은 듯 떫다.

- 혀 밑에 새나 닭의 혀 같은 것이 생긴다.

- 편도선염이 생긴다.

- 까닭 없이 가슴이 울렁거리고, 얼굴에 광택이 없다.

- 전중혈(膻中穴) 주위가 아프다.

- 심근 비대가 나타난다.

- 팔꿈치가 아픈 테니스 엘보가 나타난다.

- 목에 가래가 많이 낀다.

- 가슴이 답답하고 솔로 박박 문지르듯 아프다.

- 입이 마르고 물 마시기를 좋아한다.

- 웃음이 저절로 나고 그치지 않는다.

- 미친 듯이 화를 내고 욕을 한다.

- 정신이 흐릿하고, 목에 가래가 가득 차 있다.

- 가슴이 답답하고 편치 않다.

- 심장에 문제가 있으면 테니스 엘보가 올 수 있다

필자는 심장의 문제로 팔꿈치가 아픈 테니스 엘보로 고통스러워 하는 환자를 치료한 사례가 있다. 양쪽 모두 팔꿈치 안쪽이 아프고 뼈의 통증까지 호소할 정도로 테니스 엘보로 고생을 많이 한 58세의 그 남성 환자가 내원했다. 그 환자는 단지 테니스 엘보로 무거운 것을 못 들어서 신경이 쓰일 뿐이라고 했지만, 필자가 보기에 심장의 문제로 보여서 심장과 관련된 침 자리에 자침했다. 약간 차도는 있었지만, 만족할 만한 치료 결과는 아니었다. 그래서 좀 더 치료가 필요했으나 환자가 해외 출장으로 더 이상 치료할 수가 없는 상황이었다.

진료가 끝난 후에 환자에게 심장이 안 좋은 것 같으니 심전도 검사나 그 외 심장과 관련된 검사를 권유했는데 환자가 자신의 심장은 괜찮다고 했다. 일주일 후 환자의 부인이 우리 한의원에 내원하여 남편의 소식을 들려주었다. 지난번에 원장님이 심장 검사를 해보라고 얘기했는데 일주일 전에 남편이 자다가 심장 통증으로 응급실에 실려 갔었다며 정말 큰일 날 뻔했노라고 했다. 그러면서 원장님은 어떻게 심장이 안 좋은 줄 알았느냐고 질문했다.

테니스 엘보는 심장의 경혈이 지나가는 길이기도 하고, 심장의 소해혈少海穴 자리가 있는 곳이다. 요즘 많은 사람들이 테니스 엘보로 고생하고 있는데 이것은 스트레스로 인해 심장에 영향을 주었기 때문이다.

이 환자 부인의 말에 따르면, 자신이 외동딸이라 할 수 없이 친정엄마를 모시고 사는데 남편이 스트레스를 너무 많이 받으며 살고 있다고 했다. 치매기가 있는 친정엄마가 남편에게 날마다 억지를 부려서 힘들게 한다고 말이다. 심지어 친정엄마가 넘어질까 봐 팔을 잡아드리면 갑자기 쓰러지면서 사위가 자신을 넘어뜨리고 때렸다면서 경찰에 신고한 적이 한두 번이 아니라고 했다. 아마도 사위인 환자가 장모에 대한 상처와 스트레스로 오랫동안 마음고생 했던 것은 아닌가 싶었다.

• 심장의 균형이 깨지면 '수전증'과 머리채를 흔든다

요즘 수전증 환자가 많이 우리 한의원에 왔었다. 모든 환자들의 공통된 대답은 모든 병원에서 고칠 수 없다고 해서 포기하고 있노라고. 수전증도 머리채를 흔드는 것도 모두 심장에서 오는 병증이다. 이때 심장 경락에 자침하게 되면 손 떨림이 바로 줄어들고 환자 또한 마음이 편안해지고 기분이 좋아진다고 한다.

살면서 마음을 많이 쓰게 되는 상황은 누구에게나 닥칠 수 있다. 그러나 사람에 따라서 심장이 약한 체질은 그 스트레스에 대하여 더 많은 영향을 받게 되어 심장과 관련된 병증이 나타난다. 심장을 치료하려면 먼저 신장을 안정시켜 주는 것이 중요하다. 신장은 오행에서 '물'인데 에너지 저장고이기도 하다. 스트레스를 받게 되면 에너지가 열에 의하여 소모되면서水克火, 자연히 심장에 과부하가 걸리기 마련이다. 그래서 심장을 치료할 때는 먼저 신장을 다스리면서 간의 기운을 돋아주면 치료가 빨라진다. 또한, 불에 해당하는 심장火 불은 나무木인 간에 도움을 받아 에너지를 태우기 때문에 간을 다스려 주는 것이 중요하다.

• 심장에 문제가 생기면 팔 저림이 생길 수 있다

필자는 심장에 문제가 생겨 팔 저림으로 고통받는 환자를 치료한 사례가 있다. 38세의 그 여성 환자는 아이를 출산한 후 팔 저림이 심해서 큰 종합병원에 가서 치료도 많이 했다고 했다. 그러나 3년이 지난 후까지도 팔 저림이 여전해서 병원에서 신경에 이상이 있는 것 같다면서 MRI도 찍었는데 아무런 이상 없다는 결과를 받았단다. 그러나 환자는 날마다 저리고 통증이 있어서 힘든 것은 물론이고 직업인 피아노를 칠 때 너무 고통이라고 호소했다.

환자의 얘기를 들어보니, 혈액 순환이 안 되고 심장이 약해서 오는 병증으로 진단되었다. 환자의 체형으로 보아 몸이 가냘프고 체질이 약해 보였다. 그래서 소장 혈 자리로 혈穴을 돌려주는 치료 방법을 첫 번째 썼더니 90% 정도 손과 팔 저림이 없어졌다. 이후 손과 팔의 통증은 바로 없어졌고, 네다섯 번 더 심장을 강화해 주고 혈액 순환을 위해 치료하자 이후 병증이 완전히 사라졌고, 마음도 편해졌으며 잠도 잘 자게 된다고 했다.

• 심장에 문제가 생겨 견갑골 통증이 생길 수 있다

필자는 견갑골 통증으로 인해 고통스러워하는 환자를 심장 혈 자리 치료로 치료한 사례가 있다. 63세의 이 여성 환자는 늘 팔의 통증이나 견갑골팔뼈와 몸통을 연결하는 등 위쪽에 있는 한 쌍의 넓적하고 삼각형 뼈 통증으로 가끔 내원하고 했다. 병증을 살펴본 후 "마음 상하는 일 있었죠? 열 받는 일 있었어요?"라고 물었다. 그러자 웃으면서 원장님 앞에서는 자신의 생활을 속이지 못한다고 웃음을 지어 보였다. 본래 병은 자신이 만들고 자신이 의사가 되어 치료하는 것이다. 대개 환자들이 의사한테 "치료 잘해주세요" "살려주세요."라고 말하는데, 의사는 환자가 잘 치료될 수 있도록 도와줄 뿐이지 할 수 있는 게 아무것도 없다고 생각한다. 내 몸에서 면역력이 키워져서 내 몸이 균형된 몸이 되면 치료도 빨라진다. 아무리 의사가 치료해 주고 싶어도 환자의 마음이 변하지 않고 환경이 바뀌지 않으면 치료가 안 된다. 한방 치료도 물론이다. 침을 통해 장부에서 오는 생기는 병을 강하면 내려주고 허약하면 도와주어 균형을 이루도록 하여 환자 스스로가 건강하도록 도와줄 뿐이다.

이 환자도 마음에 화난 것을 가라앉혀주기 위해 간을 치료해서, 즉

물이 너무 강하면 불을 끄니까 불과 물의 평형을 통해 안정된 몸이 될 수 있도록 도와주는 것이다.

한방 치료를 해서 바로 좋아지면 환자들이 신기해하면서 좋아한다. 사실 모든 병증은 몸의 균형이 깨져서 오는 것이다. 우리 몸이 스스로 건강한 몸을 만들기 위해 통증을 유발해서 균형을 찾으며 회복을 위해 노력한다. 특히, 팔 저림 등의 팔에 생기는 병증은 마음의 병증이 많으므로 환자 스스로가 마음을 고쳐먹고 넓은 마음을 가지는 것이 무엇보다 중요하다.

┃심장에 좋은
┃운동

규칙적 운동이 심장 건강에 좋은 이유는 새로운 혈관 형성을 촉진하는 단백질인 혈관내피성장인자VEGF의 생산을 자극하기 때문이라는 연구 결과가 나왔다. 영국의 BBC 보도에 의하면, 미국 듀크 대학의 리처드 워터스Richard Waters 박사는 미국심장학회AHA 학술회의에서 발표한 연구보고서에서 "규칙적 운동은 새로운 혈관 생성을 자극하여 근섬유에 산소를 공급함으로써 근육을 유산소 대사aerobic metabolism로 전환시킨다."고 밝혔다. 산소의 공급을 받아 이루어지는 '유산소 대사'는 지방을 분해하여 에너지를 만들지만, 산소 공급 없이 이루어지는 '무산소 대사'는 포도당을 이용해 에너지를 만든다.

• 오후에 하는 운동이 심장에 좋다

심장에 좋은 운동을 실천하려면 새벽이나 아침이 아닌 오후에 운동하는 것이 좋다. 새벽엔 기온도 낮고 몸도 덜 풀려서 혈액이 제대로 돌지 않은 상태이므로 심장에 무리를 주면 급성 심근경색 등의 위험이 발생할 수 있다.

• 유산소운동, 심장에 좋다

유산소 운동도 심장에 좋은 운동 중 하나다. 걷기, 수영, 에어로빅, 체조, 자전거 타기 등등이 대표적인 유산소 운동이다.

• 운동 강도는 낮게, 오랫동안 해야 심장에 좋다

심장을 위해 운동할 때는 운동 강도는 낮게 하면서 오래 해야 효과가 있다. 강도가 높은 운동을 하게 되면 금방 지쳐 버리고 심장에 무리를 줄 수 있다.

• 감정이 불안정할 때 운동하면 심장에 무리가 된다

감정이 불안정한 상태에서 분비되는 호르몬은 동맥을 수축시켜 혈압을 높이며 심장 고동을 빨라지게 만들어 심장에 무리를 줄 수 있다. 따라서 이때는 운동하지 않는 편이 좋다.

• 기체조, 심장 근육의 발달을 돕는다

기체조는 심장 근육의 발달을 도와주고, 심장 혈관의 탄성을 좋게 하여 온몸에 혈액을 원활하게 공급하는 데 도움이 된다. 기체조를 할 때는 동작과 호흡을 같이하되 몸 상태가 안 좋을 때는 호흡을 반대로 하는 것이 좋다. 기체조 동작을 취하면서 숨을 내쉬고 원 위치하면서 숨을 들이쉰다. 고혈압, 두통, 어지럼증, 사지 통증이 생기면 운동량을 줄이거나 중단해야 한다.

심장을 건강하게 해주는 음식

• 빨간색 음식이 심장에 좋다

심장 질환이 있는 사람은 여름 과일이나 채소를 섭취하면 심장에 좋다. 빨간색 음식 속에 들어 있는 리코펜lycopene 성분이 혈관을 튼튼하게 하고 전신의 혈액 순환을 도와서 동맥경화와 고혈압을 예방해 준다. 인간이 겪는 전체 질환의 80%는 심혈관계 질환이라고 한다. 5대 성인병이 고혈압, 당뇨병, 동맥경화, 심장병, 뇌졸중인데 당뇨병을 뺀 나머지는 모두 심혈관계 질환이다. 수박, 토마토, 자두, 당근, 붉은 고추 등 붉은 음식은 심장을 맑게 하고 튼튼하게 해주며 혈액 순환을 원활하게 해준다.

또한, 붉은 컬러의 채소나 과일들은 발암 물질을 수용성으로 만들어 몸 밖으로 내보내는 폴리페놀 성분과 암세포 성장을 억제하는 플라보노이드 성분이 많아 면역력을 증가시키고 성인병을 예방한다. 특히, 붉은색 과일은 열을 내려 노화를 방지해 준다. 『동의보감』에서는 심장을 '열장'이라고 부르는데, 심장은 열 받는 것을 가장 싫어해서 열 받을 때 심장에 문제가 생긴다.

• 오리고기, 콜레스테롤을 낮춰 동맥경화에 도움을 준다

오리고기는 미식가들의 입에 자주 오르내리는 음식 중 하나다. 내장속 기름샘과 꽁지의 오리고기의 지방산은 포화지방과 불포화지방의 조성 비율이 55:45로 다른 육류에 비해 불포화지방 함량이 월등히 높다. 따라서 오리고기는 많이 먹어도 지방 과다 축적 때문에 유발되는 동맥경화, 고혈압 등 순환기계 질병을 걱정하지 않아도 된다. 게다가 오리고기에 들어 있는 불포화지방 성분 중 리놀산linoleic acid과 아라키돈산arachidonic acid은 성인병을 유발하는 것으로 알려진 콜레스테롤의 함량을 낮춰주는 역할을 하므로 오리고기를 많이 먹으면 성인병을 예방하는 효과도 있다. 결국, 오리고기는 스트레스에 시달리는 현대인의 건강을 지켜주는 영양의 보고라고 할 수 있다.

• 고섬유질 시리얼, 심장 질환에 좋다

여성의 심장 질환에는 아침 식사로 고섬유질의 시리얼을 먹는 것이 좋다. 고섬유질의 시리얼을 많이 섭취하는 여성들은 그렇지 않은 여성들보다 심장 질환에 걸릴 확률이 매우 낮다고 발표된 바 있다. 섬유질이 많이 들어간 시리얼을 많이 섭취하는 여성과 적게 섭취하는 여성 사이에 심장 질환 발병률이 약 34%나 차이 난다고 발표하고 있다.

• 녹차 요구르트, 동맥경화를 막아준다

녹차 요구르트는 동맥경화를 막아준다. 녹차는 비타민B, 비타민C, 비타민E를 비롯해 철분, 칼륨, 칼슘, 식물성 섬유 등 우리 몸에 좋은 성분이 풍부하다. 특히, 떫은맛을 내는 타닌 성분은 혈중 콜레스테롤 수치를 떨어뜨려 동맥경화를 막아주므로 녹차를 수시로 마시면 좋다. 녹

차를 가루로 만들어 요구르트에 섞어 마셔도 좋다. 녹차를 끓는 물에 우려 마시기보다는 가루를 내어 먹으면, 녹차의 여러 성분을 그대로 섭취할 수 있어 훨씬 효과적이다. 녹차를 빻아서 가루로 만든 다음, 찻숟갈 하나 정도의 양을 요구르트에 섞으면 되는데, 맛을 좋게 하려고 꿀이나 레몬을 타 마셔도 좋다. 이런 녹차 요구르트는 하루에 1~2회 식전이나 식후에 먹으면 유용하다.

• 토마토, 동맥경화에 좋다

토마토는 식물 중 비타민E를 가장 많이 함유하고 있으며 동맥경화에 좋다. 토마토의 가장 탁월한 성분은 리코펜이고 토마토의 붉은 색을 내는 물질인 리코펜은 세포의 대사에서 생기는 활성화 산소와 결합해 이를 몸 밖으로 배출하는 역할을 한다. 토마토의 성분 중 하나인 카로틴은 눈의 이상건조나 야맹증 등에 효과가 있고, 골격을 강화시킨다. 토마토의 루틴 성분은 혈압 조절 효과로 혈압을 낮추는 역할을 하고, 시트르산citric acid과 말산malic acid은 소화 촉진과 이뇨 작용을 하고, 비타민B는 피로를 감소시키고 두뇌 발육을 도와준다.

• 양파, 동맥경화증에 좋다

양파에는 시스틴 유도체가 풍부한데, 이것이 혈관의 내벽이나 혈액에 작용해서 혈전을 용해시키고 혈액 순환을 원활하게 해준다. 그래서 『동의보감』에서는 양파를 동맥경화증 치료제로 명시하고 있다.

• 표고버섯꿀가루, 콜레스테롤에 탁월하다

표고버섯꿀가루만 있으면 심장 발작을 멈추게 할 수 있다. 표고버섯에 들어 있는 에리타데닌^{eritadenine}이란 성분이 혈액 순환을 돕고, 혈액 중의 콜레스테롤 수치를 떨어뜨려 고혈압과 심장병을 예방해 주는 효과가 있다. 『동의보감』에도 표고버섯이 기운을 돋우고 풍을 다스린다고 소개되어 있다. 표고버섯꿀가루는 말린 표고버섯을 진하게 탄 꿀물에 3~4일 담가 탱탱하게 부풀도록 한 뒤 이것을 다시 채반에 널어서 꾸덕꾸덕해질 때까지 말린 다음 프라이팬에 살짝 구워서 가루를 내서 만들 수 있다.

• 솔잎, 혈액 순환을 개선한다

솔잎은 혈액 순환을 도우므로 동맥경화에 좋다. 솔잎에는 혈액 순환 장애를 개선하는 효과가 있어 고혈압, 동맥경화증, 중풍 예방제로 쓰인다. 솔잎으로 떡을 만들어 먹어도 좋고, 술을 담가서 매일 조금씩 마셔도 동맥경화를 예방하는 효과가 크다. 떡을 만들 때는 솔잎을 김에 쪄서 말렸다가 가루를 내어 쌀가루와 함께 섞어 찌면 된다. 솔잎을 고를 때는 빛깔이 짙고 쇤 것보다는 햇빛을 많이 받은 연한 솔잎을 고르는 것이 좋다.

• 해바라기씨, 동맥경화에 효험 있다

해바라기씨는 혈액 순환을 좋게 하여 동맥경화에 효험이 있다. 별다른 처방 없이 간식으로 공복에 조금씩 먹거나 살짝 볶아서 가루를 내어 한 작은 술씩 먹으면 된다.

• 가시오가피, 심장에 좋다

가시오가피는 심장에 매우 효과가 있는 식품 중의 하나다. 『동의보감』

에서 가시오가피는 인삼만큼이나 심장에 좋다고 알려져 왔다. 가시오가피 줄기의 껍질은 혈중 콜레스테롤을 줄일 뿐만 아니라, 면역 능력을 강화하여 심장병, 동맥경화증에 아주 좋다. 협심증이나 심근경색으로 가슴이 답답하고 아픈 사람들은 가시오갈피를 하루에 15g씩 끓여 마시면 도움이 된다.

• 당귀, 피를 맑게 한다

당귀는 피를 맑게 해 심장병에 아주 좋은 약재다. 승검초^{당귀의 잎의} 뿌리인 당귀는 비타민B12와 엽산 성분을 함유하고 있어 혈액을 보충해 주며, 혈액 순환을 원활하게 한다. 피가 잘 안 통해서 혈전血栓이 생겨 협심증이 있을 때, 당귀를 끓여서 차처럼 꾸준히 마시면 심장 질환에 도움이 된다.

• 우황청심환, 심장 쇠약에 효과가 있다

우황청심환은 강심작용强心作用을 한다. 『동의보감』에서 중풍을 다스리는 즉효약으로 소개되고 있는 우황청심환은 심장 쇠약이나 잘 놀라고 가슴이 두근거리며 숨이 차고 심장 부위에 통증이 있고 두통, 어지럼증, 수면장애 등이 있는 '심장 신경증'에도 효과가 두드러진다. 심장에 별 이상이 없는데도 마치 심장 질환이 있는 것처럼 심장 박동이 약해지거나 가슴이 조여드는 듯 아프고 답답하며, 조금만 움직여도 숨이 차고 호흡 곤란이 오고, 아무렇지도 않은 일에 가슴이 뛰는 심인성 질환에 좋다.

▶▶▶ 06

미시未時에는
'소장'이 일한다

▶▶▶

| 미시^{13:30~15:30}에는
| 열심히 일하라

　오후 1시 30분부터 3시 30분까지 미시^{未時}는 소장의 기운이 왕성한 시간이다. 소장은 우리 몸속에서 정교한 식품 가공 공장 역할을 하고 있다. 점심을 먹고 잠시 낮잠을 취한 후에 오후의 일과를 시작하는 시간으로 태양경^{太陽經, 모든 양기가 출입하는 경락}에 기가 들어가 작동한다. 살아 있다는 것은 본래 활동을 의미하며, 활동하기 위해서는 열^熱을 필요로 하는데 미시는 시간상으로 오후의 일을 열심히 해야 할 때이다. 그런데 이 시간대에 몸에서 열증^{熱症}을 느낀다거나 소장 경락 상의 통증 및 하복부에 문제가 있다면 소장의 문제를 파악해 보는 것이 중요하다.

　위장에서 섭취한 음식물은 비장에서 일단 피의 원료와 영양분들을 빼낸 다음 소장으로 내려오면, 소장은 마지막으로 우리 몸에 필요한 모든 영양분을 흡수하여 각 기관에 공급한다. 특히, 소장은 활동이 왕성한 이 시간에 간장, 심장, 비장을 대신해서 활동하는 역할을 맡는다. 위장에서 내려온 모든 액체 중에서 피가 될 것은 간으로 보내고, 기운이 될 것은 심장으로 보내며, 진액은 비장으로 보내는 등 모든 영양분을 각 기관에 골고루 공급하는 역할을 한다.

우리가 먹는 대부분의 음식은 직접 혈류血流 속으로 흡수된다면 금방 생명이 끊어져 버리게 될 것이다. 그래서 소장에서는 이런 음식물을 혈류에 내보내도 괜찮은 성분으로 바꾸어 세포에는 식량을 공급하고, 근육에는 에너지를 공급한다. 만약 소장에서 이루어지는 이런 화학 작용이 없다면 아무리 영양가가 높은 음식물을 많이 먹어도 우리 인간은 죽을 수밖에 없다.

소장의 왕성한 활동이 끝나는 시간인 미시 말, 즉 오후 3시 30분경이면 우리 몸에는 피로가 찾아들기 시작한다. 그동안 위장에서 섭취한 음식물을 각 장기로 보내면서 왕성하게 영양분을 흡수했기 때문에 서서히 몸에서 기운이 빠지고 피로가 오기 시작하는 것이다. 따라서 미시에는 열심히 일하고 움직이면서 서서히 다음 시간의 휴식을 준비해야 한다.

소장의 구조와 기능

소장에서는 우리가 먹는 음식물 중에서 영양분을 빨아들이는 역할을 하는데 주로 취액소화액을 분비해 십이지장으로 보내주는 역할의 작용에 의해 행해진다. 그리고 쓸개즙담즙과 장액이 소화 흡수를 돕게 된다. 물도 영양분의 일종으로 주로 소장에서 흡수한다. 소장은 주로 음식물의 소화, 흡수, 수액 대사 과정에서 매우 중요한 작용을 하며, 소장은 주로 음식물을 받아서 소화와 흡수하는 수성화물受盛化物을 주관하는 기능이 있는데 이 기능이 약해지면 복통, 설사, 변이 묽게 나오는 변당便溏의 증상이 오기 쉽다.

소장 이상으로 나타나는 병증

소장은 심장과 경락상 표리관계에 있다. 오행의 분류로는 화에 속하므로 붉은색과 쓴맛은 소장과 심장을 도와주는 속성이며 혀와 맥이 소장과 심장의 주관하에 있다. 소장과 심장이 허약한 사람은 비장과 위장을 뒷받침하는 힘이 약하고 간장과 담낭쓸개에 부담을 준다. 또한, 신장과 방광의 기운이 너무 왕성한 사람은 소장과 심장이 허약해질 가능성이 있으니 주의해야 한다.

소장은 음식물 중 수곡을 소화하여 깨끗하고 탁한 것을 갈라놓는 일을 한다. 수액은 방광으로 보내고, 음식 찌꺼기는 대장으로 보내는 일을 한다. 그래서 소장의 기운이 약하면 대소변에 직접 영향을 준다.

소장은 또한 위의 음식물을 받은 후 소화시키는 과정에서 음식물의 영양물질淸과 찌꺼기濁를 구분하는 비별청탁泌別淸濁을 주관하는 기능을 한다. 즉, 영양분은 비장을 경유하여 간을 통해 전신에 보내며, 찌꺼기는 대장을 통해 체외로 보내고, 쓸모없는 수분은 방광으로 보내는 수액 대사 기능을 한다. 따라서 소장의 기능이 손상되면 대변에 음식물이 그대로 나오는 대변손설大便飧泄과 소변이 짧고 매끄럽지 않은 소변단삽小便短澁, 궤양십이지장 상부에서 주로 일어남 등이 오기 쉽다.

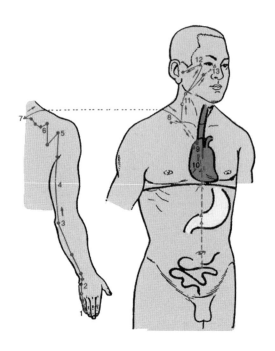

소장은 오행에서 심장과 함께 화에 배당된 장부이다. 혈액과 관련이 있으며 마음에서 오는 병이 주로 많다. 소장의 균형이 깨졌을 때는 소장 경락이 흐르는 새끼손가락으로부터 팔과 목, 혈액과 관련된 병증이 주로 나타난다.

• 소장이 약해지면 손 저림의 원인이 된다

의외로 요즘 손 저림과 팔 아픈 환자들이 많다. 의학이 발달해서 쉽게 치료될 것 같지만 어떤 환자는 큰 종합병원에서 몇 개월째 치료를 받았는데도 여전히 저리고 잘 때는 더 힘들다고 한다.

그러면 왜 의학이 발달하고, 한의학도 많이 진보되었는데 간단히 치료될 듯한 병증들이 치료가 안 되는 걸까? 그것은 환자의 병명만 알뿐 발생 원인을 모르기 때문에 치유되지 못하는 것이다.

한의학에서 손 저림은 먼저 심장과 소장의 문제부터 생각해 본다. 실제로 필자는 손 저림을 한 번에 치료한 사례가 너무도 많다. 그것이 가능했던 것은 그 병이 어디서부터 왔는지 정확하게 진단한 후 치료에 들어갔기 때문이다.

손과 팔에는 인체에 흐르는 12개의 경락 중 6개심장, 소장, 대장, 폐, 심포, 삼초가 흐르고 있다. 이 중 4개의 경락은 마음 및 혈액 순환과 관련 있다.

오늘날은 현대의학과 과학의 발전으로 환경이나 삶의 질은 높아졌을지 모르지만, 그에 따라 인간에게 주는 또 다른 스트레스로 인해 질병은 많아지고 삶은 힘들어지고 있다. 이름 모를 병은 날마다 이름 붙여지며 등장하고 있는데 치료 방법은 없다. 마음에 가장 많은 영향을 주는 환경으로 인하여 심장과 관련된 병이 대부분 발생하는 것이다. 팔저림 또한 마음에서 오는 병이므로 마음과 관련된 장부를 찾아서 치료하면 쉽게 치료할 수 있다.

🧠 | 소장의 균형이 깨지면 나타나는 병증들 |

- 오래된 어혈증이 생긴다.
- 혈이 부족해서 두통이 생기는 혈허두통(血虛頭痛)이 생긴다.
- 구완와사(口眼喎斜)가 온다.
- 콧속이 건조하고 가렵다.
- 코피가 난다.
- 혀끝이 얼얼하고 화끈거린다.

- 천종혈의 압통, 어깨와 등이 아픈 견배통(肩背痛), 오십견이 온다.

- 소복냉통이 생긴다.

- 각종 화농성 발진형 피부병이 발생한다.

- 대상포진이 생긴다.

- 수두가 생긴다.

- 수족 냉통, 시림, 간지러움, 따가움이 생긴다.

- 손가락을 굽혔다 폈다 하는 굴신(屈伸)이 잘 안 된다.

- 손발에 열이 많고 가렵고 따갑다.

- 화상이 잘 생긴다.

- 생리통과 생리불순이 생긴다.

- 임신 빈혈이 생긴다.

- 자궁근종, 자궁수종, 폴립이 생긴다.

- 자궁벽이 약하고, 불임과 유산이 발생한다.

- 귓속이 가렵고, 손바닥이 가렵다.

- 입술 주위에 물집이 생기고 부르트고 뽀루지가 생긴다.

- 협심증이 발생한다.

- 목과 어깨에 통증이 생긴다.

- 고혈압으로 인해 이명이 생긴다.

- 명문혈 요통이 생긴다.

- 하혈이 일어난다.

- 여드름이 생긴다.

- 손가락 끝이 아프고 찌릿찌릿하다.

- 백혈병이 생긴다.

소장에 좋은
운동

· 등산, 소장과 심장에 좋다

등산은 순환기 질환에 좋다. 등산은 유산소 운동이므로 순환계와 호흡계에 적절한 자극을 주어 심장과 폐의 기능을 향상시킬 수 있는 전신 운동이다. 등산을 하면 심장의 용적이 커지고 탄력성이 증가하여 혈관이 깨끗해져 혈압이나 콜레스테롤 수치가 떨어지는 효과를 기대할 수 있으며, 세포에서 산소를 이용하는 효율도 높아진다.

· 명상, 심장과 소장에 영향을 미쳐 마음을 안정시킨다

몸과 마음은 연결되어 있어 스트레스를 심하게 받으면 마음뿐만 아니라 몸도 상한다. 분노나 짜증 등 나쁜 감정으로 마음이 어지럽다면 잠시 눈을 감고 명상하자. 호흡에 집중하면 머릿속을 어지럽히는 생각을 잠시 내려놓을 수 있다. 스트레스의 원인인 '생각'을 내려놓으면 마음이 편안해지면서 신체 기능이 저절로 되살아난다.

· 복부 마사지, 혈액 순환을 좋게 한다

배를 어루만지는 복부 마사지는 배 속 장기에 물리적인 자극을 주고, 혈액 순환을 좋게 하는 효과가 있어 장기 안의 독소를 말끔하게 배출시켜준다. 배 위에 양손을 겹쳐 얹고 손바닥에 힘을 주어 배를 위아래로 굴리며 풀어 주면 배가 따뜻해지면서 부드러워진다. 배꼽을 중심으로 둥글게 원을 그리듯 마사지해 주자.

- 스트레칭, 혈액 순환을 활성화시킨다

스트레칭은 마음을 다스려 주고 몸을 풀어주기 때문에 매일의 생활에 실천 사항이 되어야 한다. 스트레칭을 하게 되면 인체의 여러 부분에 울혈이 풀리게 되고 혈액 순환이 활성화되면서 혈액이 깨끗해지고 면역성이 향상되며 몸과 마음에 새로운 활력을 주게 된다.

- 온탕 목욕, 혈액과 림프 순환을 활발하게 한다

목욕은 혈액 순환을 도와주는 데 효과적이다. 온탕에 몸을 담그게 되면 혈액과 림프 순환이 활발해져 몸속의 노폐물 제거와 함께 다이어트 효과까지 있다.

소장을 건강하게 해주는 음식

- 붉은색 음식은 소장에 좋다

오행에서의 빨간색은 화에 속하며 계절로는 여름이며 장부로는 심장과 소장이다. 주로 여름에 나는 음식은 대체적으로 빨간색이며 또한 붉은색 음식은 심장과 소장에 좋다. 심장이 두근거리거나 찌르거나 혈압에 문제가 생기거나 하면 토마토 같은 붉은색을 많이 먹으면 심장을 건강하게 해준다. 음식 속에 들어 있는 빨간 색소의 리코펜 성분이 혈관을 튼튼하게 하고 전신의 혈액 순환을 도와서 동맥경화와 고혈압을 예방해 준다. 빨간색은 음양오행 중 강한 색이어서 촉진, 확장, 재활동 등과 관련이 있다. 혈액 순환과 관련된 병증은 거의 혈액과 관련된 심장과 관련 있다.

• 산사나무, 혈액 흐름을 촉진시킨다

산사차는 피를 맑게 하므로 피와 관련된 질병에 약으로 많이 쓰인다. 산사나무에 들어 있는 사포닌과 플라보노이드는 혈압을 낮추고 부정맥을 완화해 준다. 기를 잘 통하게 하여 피가 뭉친 어혈을 치료하며, 혈압을 낮추고 피를 깨끗하게 해주기 때문에 고지혈증이나 동맥경화증에 많이 사용된다. 또한, 피를 맑게 하므로 기억력을 좋게 할 뿐만 아니라 치매 예방에도 도움이 된다. 심장의 혈액 흐름을 촉진하고 심장 압박감을 해소한다.

• 곰파잎(야생마늘), 동맥경화에 효력 있다

비타민C가 많으며 동맥경화에 효력이 있다. 말오줌나무 열매, 비타민C, 미네랄 등이 많이 함유되어 있고 꽃은 면역 체계를 강화한다. 야생마늘은 샐러드로 만들어 먹거나 김치로 요리해서 먹을 수 있으며 콜레스테롤 수치를 낮추어 주고 신진대사를 활성화해 준다.

• 라벤더, 혈액 흐름을 촉진한다

혈액 흐름 촉진 스트레스 감소 신경 강화 불면증에 도움을 준다. 설탕 절임 등에 곁들이면 맛과 향이 좋아지며, 빵이나 케이크, 비스킷에 첨가하여 사용하기도 한다. 라벤더의 지속성 방향을 활용하여 향수에 첨가하여 이용한다.

• 산박하, 혈관 확장 작용에 좋다

박하는 영생英生이나 번하채蕃荷菜라고도 하며, 잎과 줄기를 모두 약재로 사용하고, 향기가 좋아 여러 가지 음식에 향료로도 쓴다. 입안을 시원하게 하는 독특한 향기가 있는 박하는 혈관 확장에 좋은 약초이다. 박하는 달여서 진액이나 환으로 지어 먹기도 하고, 각종 음식에 넣어 먹어도 좋다.

• 쥐오줌풀, 마음을 안정시킨다

한의학에서는 쥐오줌풀을 '길초근吉草根'이라 하여 뿌리를 약재로 쓴다. 성질은 따뜻하며 맛은 맵고 쓰다. 기원전 500년 전에 히포크라테스가 서양쥐오줌풀의 안정 작용과 경련 해소 작용에 관해 기술한바 불안감과 신경과민에 대해 쥐오줌풀을 권했다. 두부의 혈액 순환을 도와 치매도 예방할 수 있는 귀한 토종 생약초이다.

• 계수나무, 심장을 강화한다

계수나무의 가지인 계지桂枝는 특히 심장을 강하게 하는 작용이 있고 혈액 순환을 촉진하므로 심장이 약한 사람이 식용하면 좋다.

• 계피, 혈액 순환을 촉진한다

계피는 신경을 흥분시켜서 혈액 순환을 촉진하고 몸을 따뜻하게 하며 장내의 이상 발효를 억제하는 방부 효과도 있다. 이런 위장관 및 혈액에 관한 작용으로 휘발성 건위약, 몸이 찬 사람, 심장쇠약에 의한 부종, 만성병으로 체질이 허약하고 기혈이 부족한 사람, 허리와 무릎이 쑤시고 결리며, 관절이 시릴 때, 냉통이 있거나 몸이 차고 월경 복통이 있는 여성, 뱃속이 차고 아프며 대변이 묽어지고 구토를 하고, 장에서 소리가 나는 설사 등에 이용된다.

07

신시^{申時}에는
'방광'이 일한다

►►►

신시^{15:30~17:30}에는 몸을
편안히 하고 피부를 보호하라

오후 3시 30분부터 5시 30분까지 신시^{申時}는 방광의 기운이 왕성한 시간이다. 방광은 우리 몸의 찌꺼기를 배설하는 일종의 폐수 처리 기관이라 할 수 있다. 방광 기능이 왕성한 이 시간에는 위장과 폐도 방광을 도와서 내부의 모든 잔재를 깨끗이 처리한다.

한편, 이 시간에는 소장이 우리 몸의 각 기관에 영양분을 모두 공급한 뒤이므로, 몸 안에 있던 깨끗한 진액들이 서서히 피를 깨끗하게 병독이 없는 깨끗한 혈액을 만들기 시작한다. 신시가 되면 우리 몸의 노폐물을 깨끗이 배출시키고 몸속의 기운과 피를 서서히 정리하는 것이다.

따라서 신시 이후에 활동을 너무 많이 하면 폐수 처리 기능이 떨어지게 되며, 그만큼 우리 몸속에 노폐물이 축적되어 건강을 해치기 쉽다. 따라서 신시에는 냉한 기운을 쐬지 않도록 조심하며 피부를 따뜻하게 하고 건조하지 않도록 보살펴야 한다. 신시부터는 우리 몸의 오장육부와 피부가 다 같이 긴장이 풀어지고 피로해지는 때이므로 적당히 휴식을 취하면서 몸의 흐름에 따라 주어야 피로가 쌓이지 않는다.

방광의 구조와 기능

한의학의 인체 경락도에서 방광은 가장 긴 경락과 경혈이 있는 장부 경락으로서 40%를 차지한다. 따라서 신시는 수족태양경手足太陽經이 오후에 가장 활발하게 일하는 시간대이며, 인체에서 수분이 가장 많이 나오기 때문에 활동을 통해 수분 조절이 안 되면 소변을 자주 보게 된다. 비뇨기계의 최종 산물은 요오줌이다.

신장에서 만들어진 소변은 요관을 거쳐 방광으로 들어가 거기에 어느 정도 차면 배출된다. 방광은 풍선 모양의 근육으로 방광이 소변으로 차게 되면 방광 근육이 느슨해지고, 소변을 보게 되면 방광 근육은 방광으로부터 나온 소변을 내보내기 위하여 꽉 죄어든다. 여성들에게 방광 제어력 상실은 소변을 멈추고 내보내는 근육들, 즉 방광 근육, 괄약근, 골반저근骨盤底筋 등에 문제가 있어서 생기는 것이다. 즉, 요실금은 방광 근육이 갑자기 수축하거나 요도 주변의 근육이 갑자기 이완되기 때문이다.

방광 이상으로 나타나는 병증

방광은 오행에서 '수水'에 배당되어 물과 관계가 있으며, 우리 몸의 기에너지를 보관하여 힘을 만들어 내고, 정신적인 부분을 다스린다. 그래서 방광의 균형이 깨졌을 때 방광을 흐르는 경락에 많은 병증이 유발된다.

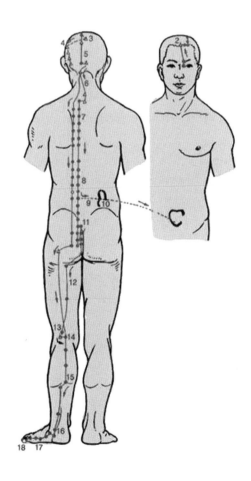

많은 현대인들이 혈압과 관계된 병증을 호소한다. 중풍, 뇌졸중, 허리 디스크, 협착증, 고관절통증, 좌골신경통, 다리 시림, 족저근막염 등은 에너지 손실로 인해 방광에 문제가 발생하여 시작된 병증이다.

방광 경락이 흐르는 길과 혈 자리의 이름을 보면, 자율신경계가 흐르는 등판의 혈 자리 이름이 오장육부의 이름으로 지어졌다. 방광은 현대 의학에서 말하는 자율신경계와 관련이 있어서, 혈압과 관계가 있는 짠맛의 음식 또한 방광을 주관하는 맛이기에 의사들이 짠맛을 절제하라고 말하는 것이다. 또한, 요즘 많은 사람들이 요통이나 좌골신경통, 허리 디스크나 추간판협착증으로 통증을 호소하는데 이 또한 방광 경락을 따라 일어나는 병증이라 할 수 있다.

🏆 | 방광의 균형이 깨지면 나타나는 병증들 |

- 고혈압과 좌골신경통이 나타난다.
- 방광허 요통(허리 디스크)이 나타난다.
- 척추측만증이 생긴다.
- 발가락이 마비되거나 아프다.
- 발바닥에 열이 나고 아프며, 발뒤꿈치에 통증이 나타난다.
- 후두통이 나타나고, 뒷목이 뻣뻣하다.
- 눈알이 빠질 것 같다.
- 이명이 나타난다.
- 등과 하체가 당기고 아프다.
- 당뇨병이 생긴다.

- 몸이 붓는다.

- 방광염, 방광결석, 전립선비대가 생긴다.

- 발바닥에 두꺼운 종이를 붙인 것 같이 감각이 없다.

- 요실금이 생긴다.

- 소변이 자주 나오거나 반대로 잘 나오지 않는다.

내원했던 환자들 중에 전립선 비대증을 앓고 있는 환자들이 많다. 한의학에서 방광은 물에 해당하는 장부다. 방광은 정력과 관련이 있으며, 요추腰椎, 허리뼈에서 오는 병증 또한 방광의 불균형으로 인한 병증이다. 현대인들은 스트레스로 열병에 노출되어 있는데, 열은 에너지를 태워 에너지 저장고인 신장과 방광의 기능을 떨어뜨려서 신장 및 방광과 관련된 병증을 일으킨다. 이때 한의학적으로 치료할 경우 항상 자연의 섭리를 기본으로 하여 치료하기 때문에 인간의 몸이 소우주라면 우주의 질서만 정상적으로 돌아갈 수 있도록 만들면 놀랄 만한 치료 효과를 경험할 수 있다.

- 방광에 문제가 있으면 족저근막염이 생길 수 있다

요즘 족저근막염으로 고생하는 사람이 많다. 뒤꿈치가 아파서 통증을 느끼는 나머지 잘 걷지 못할 경우 '족저근막염'이라고 진단한다. 염증이 있다면 대개 열이 나고 붉게 부어올라야 하는데 이 병은 그렇지도 않다. 피부색은 멀쩡한데 아프고 병원에서는 족저근막염이라고 진단한다.

그런데 답답하게도 특별한 치료 방법도 없어서 1년 넘게 아무런 치료도 받지 못하고 고생한다.

우리 한의원에도 많은 환자들이 족저근막염으로 찾아왔다. 이때 필자는 족저근막염이 생기는 원인을 방광 경락의 문제로 보고 치료했는데 대부분 몇 번의 치료로 오랫동안 고생했던 통증으로부터 곧 해방되었다. 필자는 족저근막염을 우리 몸의 에너지원인 방광이나 신장의 허증虛症, 정기가 부족하여 몸의 저항력과 생리적 기능이 약해진 증상으로 본다. 신장과 방광은 정기를 담고 있고, 뼈와 관련이 있으며, 경락도 발바닥에서 뒤꿈치를 지나는데 아주 정교하게 만들어졌기 때문에 발바닥이나 발뒤꿈치에 나타나는 병증은 신장이나 방광을 다스리면 빠르게 회복되는 것을 많은 환자를 통해 경험할 수 있었다.

방광과 관련해서 필자가 치료했던 한 가지 치료 사례를 소개하겠다. 그 환자는 35세의 여성으로 어렸을 때 교통사고로 한쪽 다리에 문제가 있었다. 그런데 몇 년 전부터 뒤꿈치가 아파서 발레를 하듯이 까치발로 걸을 수밖에 없었는데, 특히 잘 때마다 통증이 심해서 고통스러웠다고 했다.

그래서 필자는 방광 경락을 다스리는 치료만 했는데 단 한 번의 치료로 뒤꿈치의 통증이 사라졌다. 며칠 후에 다시 통증이 약간 있어서 세 번 정도 더 치료했는데 그 이후에는 완전히 나았다.

방광에 좋은
운동

• 케겔 운동, 방광을 건강하게 한다

케겔 운동은 여성의 생식기와 방광에 모두 좋은 운동으로 큰 인기를 얻고 있다. 방광염에 도움이 되는 케겔 운동은 엉덩이를 하늘로 들어 올려 엉덩이에 힘을 주고 10초 동안 버티다가 푸는 방식으로 10회를 하면 방광염에 좋다.

• 요가, 골반에 도움이 된다

여러 가지 요가 자세 중에서도 '구름다리 자세'가 엉덩이와 골반에 도움이 된다.

방광을 건강하게 해주는
음식

• 검은색 음식이 신장과 방광에 좋다

한의학에서 검은색 음식은 신장과 방광의 기운을 돋우어 준다고 했다. 검은쌀, 검은콩, 검은깨, 오징어 먹물, 김, 미역, 다시마 등 검은색 음식에 함유된 안토시아닌 색소와 플라보노이드 성분은 우리 몸에 항산화 능력을 길러주어 면역력을 향상시키고 각종 질병을 예방해 주며 노화를 지연시켜 준다.

검은색 음식들은 또한 노화 방지와 항암 작용에 효과가 있다.

이뇨 작용이 뛰어난 수박씨와 옥수수수염도 신장 기능을 회복시켜 준다. 팥 역시 뛰어난 이뇨 작용이 있어 신장에 도움을 주며 새우, 굴, 해삼, 가물치, 장어, 잉어 등도 신장에 좋다.

검은콩과 같은 단단한 검은 식물의 씨를 먹으면 생식기 기능이 좋아진다. 검은콩에는 여성호르몬 역할을 하는 이소플라본isoflavone이 다량 함유되어 있어 갱년기 장애 극복에도 좋다. 허리가 자주 아프거나 생식기와 관련된 질병, 그리고 오줌발이 약해졌거나 몸이 자주 붓는 데 효과가 있다. 또한, 검은색인 검은콩은 머리카락이 희어지지 않도록 해주는 데 도움을 준다.

• 대파, 방광염을 예방한다

대파에는 시력에 도움을 주고 정액을 보충해 주는 칼슘, 인, 철분이 풍부하게 들어 있다. 또한, 감기 기운이 있을 때 매우 효과가 있으며 두통을 완화하는 데 도움이 된다. 그리고 위액의 분비를 촉진시켜 장 활동을 활발하게 하여 위장병을 예방해 주고, 지혈 효과도 있다. 방광염을 예방하고 치료하는 데 탁월하게 도움을 준다.

• 호박씨, 전립선 질병을 치료한다

호박씨에는 단백질, 당질, 지질 등의 성분이 풍부하게 들어 있어 신진대사를 원활하게 도와주며, 인 성분을 풍부하게 가지고 있어 전립선 질병을 치료 및 예방할 수 있다.

• 다시마, 방광을 튼튼하게 하고 방광염을 예방한다

다시마의 미끈거리는 알긴산alginic acid이라는 식이섬유 성분은 콜레스테롤 수치를 낮춰 혈압을 내려주는 효능이 있으며, 열량이 거의 없어 당뇨 환자에게도 좋다. 또한, 갑상선호르몬의 중요 성분인 요오드가 풍부하게 함유되어 있어 갑상샘 질환을 예방 및 치료하는데 탁월하다. 또한, 방광을 튼튼하게 만들어 주고 방광염으로부터 예방할 수 있는 효능도 있다.

· 은행, 야뇨증 치료에 뛰어나다

은행은 식욕을 향상시키는 효능을 가지고 있으며, 야뇨증 치료에도 매우 탁월한 도움이 된다. 기침을 멈추는 효능도 가지고 있으며, 가래와 천식에도 좋다.

· 양배추, 방광염을 예방한다

쌍떡잎식물 양귀비목 겨자과의 양배추는 오장을 이롭게 하고, 육부를 순조롭게 하는 효과가 있다. 수분이 많은 양배추는 자당과 포도당이 풍부해서 단맛을 내고, 단백질과 당질, 무기질, 비타민A, 비타민K가 많이 함유되어 있다. 몸이 선천적으로 찬 사람에게는 끓는 물에 살짝 데치거나 쪄서 먹는 게 좋다. 성장기 어린이에게는 뼈를 생성해 주는 좋은 효능이 있으며, 방광염을 예방해 준다.

· 두충차, 소변을 잘 나오게 한다

두충에는 상피질, 수지, 회분 외에도 다량의 성분이 함유되어 있다. 남자들의 정력을 키우는데 아주 탁월한 효능이 있어서 많은 사람들이 즐기는 차 중의 하나다. 소변을 잘 나오게 하고 간장과 신장을 보하여 준다. 근육과 뼈를 강하고 튼튼하게 만들어 주며, 허리가 시큰시큰한 것을 없애주고, 발과 무릎을 강하게 한다. 하초下焦, 배꼽에서 생식기, 후음항문까지에 생기는 습濕을 제거하기도 하고, 혈압을 내려주며 여자들의 자궁 출혈에도 좋은 효과가 있다.

• 늙은 호박, 부기를 빼준다

호박은 한방에서 비위脾胃를 보하여 원기를 돕는 보중익기補中益氣 효능, 그리고 혈血이나 음陰을 보하여 뼈대가 강하고 혈기가 왕성해지는 자보강장滋補强壯 효능이 있다. 그 외에 염증을 가라앉히고 통증을 멎게 하며 어지러운 증상과 빈혈에도 효과가 있다고 소개하고 있다. 산후에 부기가 잘 빠지지 않는 사람에게 호박만큼 유효한 채소는 없다. 호박에 들어 있는 펙틴은 식물성 섬유로 이뇨 작용이 있어서 산후 부기뿐만 아니라 당뇨와 방광으로 인한 부기에도 좋다.

• 수박, 요도염과 방광염에 효과적이다

수박은 신장병에 특효가 있고, 산후 전후 부종과 각기병의 부종 등에 효과적이다. 수박이 함유한 당분은 주로 과당으로 풍부한 수분과 소변이 정상적으로 잘 나오는 통리성이 우수하여, 이뇨제로서 신장병, 요도염, 방광염 등에 효과가 있다.

수박에는 시트룰린citrulline이라는 물질이 있는데, 이는 이뇨 작용으로 소변을 잘 보게 하는데 껍질에 더 많고, 시트룰린과 아르기닌arginine 성분은 간에서 효소의 생성을 촉진시켜 주므로 혈압을 낮추고 알코올 분해를 촉진시키는 효과가 있으며, 다량으로 함유한 과당fructose과 칼륨은 신장 질환의 증상으로 나타나는 부종과 염증을 가라앉히는 효과가 있다.

• 마늘, 전립선과 방광암을 예방한다

마늘에 주성분인 알리신은 전립선암과 방광암을 예방하고 치료하는 데 큰 효과가 있다. 마늘은 성호르몬 분비 기관을 자극하여 호르몬 분비를 활발하게 하고, 난소의 기능을 회복하는 작용을 하여 갱년기 장애의 예방이나 그 증상의 경감에 크게 효과가 있다.

• 크랜베리, 요도염을 예방한다

크랜베리는 요도염 등을 예방하는 효과가 알려지면서 이전부터 널리 애용되고 있는 과일이다. 요로감염에 탁월한 안티박테리아 매개체 antibacterial agent를 지닌 것으로 연구보고 되었다.

• 어성초, 요로감염증을 치료한다

줄기와 잎에서 생선의 비린내 같은 냄새가 난다는 뜻에서 '어성초魚腥草'라는 이름이 붙여졌으며, 이외에 십약, 중약초, 즙체 등으로 불리며 항균과 해독 작용이 강하여 항암 작용을 하며, 정력 증진에까지 널리 쓰이는 식물이다. 어성초는 요로감염증을 치유하는 데 효능을 보인다. 또한, 열이 많은 사람들에게 작용을 활발하게 해서 비뇨기 개통 질환에 도움이 된다.

• 겨우살이, 배뇨에 효능이 있다

겨우살이는 소변 보기에 편해지는 효능이 있다. 특히, 소변 볼 때 아픈 사람에게 탁월한 효능을 보인다. 겨우살이는 관절염, 신경통에도 효과가 있어서 독한 술에 담가두었다가 1년 뒤에 조금씩 마시면 큰 효과가 있다.

• 황기, 이뇨 작용이 탁월하다

황기黃芪는 이뇨 작용에 탁월한 효능을 보인다. 황기에 함유되어 있는 성분이 나트륨의 배설 작용을 촉진시켜 오줌량을 증가시키는 효능이 있기 때문이다. 비장의 기능을 보하고 기를 더하여 양기를 위로 향하게 하고, 피부 등 인체를 둘러싸고 있는 표면을 충실하게 하여 기가 밖으로 빠져나가는 것을 막는 동시에 식은땀을 그치게 하고 정기를 보전시킨다. 양기를 원활히 순환하게 하여 몸 안에 불필요한 수분을 밖으로 배출시키고, 종기 등을 치료한다. 몸이 여위고 허약한데 사용하면 기를 돕고 살찌게 하며, 오한과 몸에 열이 나는 증상을 다스린다.

08

유시^{酉時}에는
'신장'이 일한다

▶▶▶

유시^{17:30~19:30}에는 집에 들어가
가벼운 음식을 취하라

오후 5시 30분부터 7시 30분까지의 유시^{酉時}는 신장의 기운이 왕성한 시간이다. 방광경에서 열심히 일하고 난 후 피곤해진 혈^血을 신장^腎에서 노폐물을 걸러내 오줌으로 내보내고, 좋은 것은 간으로 보내는 재정비하는 시간이라서 나른하게 휴식을 취하고 싶어진다.

신장은 피를 걸러내고 정화하여 우리 몸에 치명적일 수도 있는 노폐물을 제거한다. 신시 때 몸속의 찌꺼기가 배출되고 피가 정리 정돈된 다음의 이 시간에는, 우리 몸의 모든 기운과 진액들이 아주 깨끗하고 사물의 가장 중요한 본질적인 부분의 물질로 변해가게 된다. 곧 유시에 이러한 상태가 유지되어야만 다음 날의 시작인 인시에 눈을 떴을 때 온몸이 상쾌해질 수 있다. 또한, 이 시간쯤이면 진시와 오시에 먹었던 음식물이 어느 정도 소모되었을 때이므로 가볍게 음식을 섭취해야 한다. 그러므로 다음 날 아침의 진시에 밥을 먹을 때까지 보충하는 의미에서 죽처럼 부담이 적고 소화가 잘되는 음식물을 먹어 주는 게 좋다.

또한, 신장 기능이 왕성한 이 유시는 해가 지고 어둠이 깔리기 시작하는 시간이다. 따라서 집으로 들어가 활동을 줄이고 휴식을 취해야 한다. 우리 몸도 긴장이 풀어지고 피부도 외부 조건에 약해진 상태이므로 되도록 외출을 삼가고 몸을 따뜻하게 해줘야 한다. 유시 이후에 바깥바람을 많이 쐬고 무리하게 활동하는 것이 습관화되면, 피부가 빨리 노화되고 거칠어지며 타고난 건강도 급속히 해치게 된다. 유시에 지켜야 할 필수 사항은 가벼운 소량의 음식과 충분한 휴식이다.

신장은 적갈색의 완두콩 모양으로 생겼다고 해서 흔히 '콩팥'이라고 하는데, 대략 어른의 주먹 크기만 하다. 심장으로부터 내보내진 혈액은 신장 동맥을 통해서 신장으로 들어가 사구체의 여과 작용으로 혈액 내의 과잉 수분과 노폐물을 제거하는 기능을 한다.

세뇨관은 혈액이 농축되고, 필요한 성분은 재흡수되고, 일부는 분비되어서 소변을 만든 후에 신우라는 소변의 집합관으로 운반하는 기능을 한다. 이 구조는 매우 복잡하고 신비로워서 우리 몸의 체액을 가장 알맞게 조절하고 정화한다.

신장의 구조와 기능

신장의 병증은 신부전을 비롯하여 신장 한쪽에 생기는 신우염·신결석·수신증·신결핵·신종양 등과 신장 양쪽에 생기는 신장염·네프로제·신경화증, 신 손상이나 유주신콩팥 처짐증 등이 있다. 휴식, 저장, 준비, 근본인 수의 성질을 가지고 있는 것이 신장이다.

신장 경락은 족저부에 있는 용천혈에서 쇄골 부위에 있는 수부혈까지 27개의 혈이 있다. 신장과 방광의 작용은 체내의 유해 물질이 임파액의 매개로 혈액 속에 들어와 탄산가스CO_2는 주로 호흡에 의해 폐를 통해 체외로 배설되고, 기타 노폐물은 비뇨기로 배설되고 피부로도 배설된다. 또한, 체내의 수분을 늘 일정하게 유지하여 세포 활동을 원활하게 한다.

신장은 타고난 기운인 원기元氣의 핵심인 정情을 저장하고, 수양골髓養骨이라 하여 선천지기先天之氣를 저장하며, 뼈를 자양시키는 역할을 한다.

이러한 수의 기가 상승하지 못하면 골수가 부족해져서 골다공증이 생기는데 이를 한의학에서는 신음허腎陰虛라 한다. 따라서 골다공증이 생겼을 때는 신장을 보호하는 게 가장 중요하다. 양의학적으로 진단하여 골다공증에 필요한 칼슘제를 복용한다고 해도 신장이 건강하지 못하면 흡수도 안 될뿐더러 치료는 더더욱 안 된다. 선천적으로 몸이 약하다면 신장을 보하고 더불어 해당 장기를 함께 다스려 주면 건강 회복이 빨라진다.

| 신장 이상으로 나타나는
| 병증

신장 질환이 발생하는 원인으로 스트레스가 가장 크다고 할 수 있다. 과도한 스트레스로 인하여 발생하는 신체 리듬 이상은 면역력을 떨어뜨림으로써 여러 가지 질병을 일으키는 원인이 되기도 하지만 신장 질환에도 영향을 준다. 신장염도 면역 체계의 이상에서 발생하는 경우가 많다.

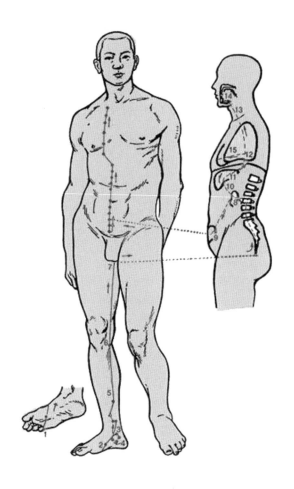

한방에선 급·만성 신장염과 신장 질환은 풍한서습風寒暑濕의 사기가 밖으로부터 침입하여 생기고, 칠정七情 감정, 즉 희喜-기쁨, 노怒-분노, 애哀-슬픔, 구懼-두려움, 애愛-사랑, 오惡-악함, 미움, 욕欲-욕망이 지나치거나 과로로 인하여 신체가 허약해지고 또는 어떤 이유로 인하여 기가 정체되어 오장육부 간의 부조화한 틈을 타서 외부의 나쁜 기운이 침범하거나, 혈열血熱, 혈분血分에 사열邪熱이 있는 것으로 생긴 피부의 밖과 안쪽에 사기를 받아 발생한다고 본다.

신부전증은 신장이 주관하는 공포감, 미워하는 마음이 장기간 지속되어 신장을 위축시켜서 일어난다. 따라서 내성적이라 감정을 외부로 표출하지 못하고 속으로만 애태우며 자신감이 없고 소심한 사람은 신장 관련 병증에 노출되기가 쉽다. 미열, 권태, 피로, 요통, 오줌이 거듭되는 횟수가 매우 잦은 빈삭頻數, 식욕부진, 구갈口渴, 목이 마름 등의 증상은 신장의 균형이 깨지고 있다는 의미이며, 두통, 오심, 구토, 얼굴의 부종, 시력감퇴, 혈뇨, 단백뇨, 오줌량 감소 또는 다뇨, 발바닥의 통증, 각질 등의 병증을 가져오며, 지속하게 되면 심장 기능을 침해하고 신부전증으로 발전하게 된다. 신부전증은 난치병이나 초기에 위와 같은 증상이 있을 때 정밀검사를 통하여 더 이상 진행되는 것을 막는 게 중요하다.

• 피부색이 검어진다

피부가 전반적으로도 검게 되지만, 특히 손발과 얼굴이 심하게 검게 변하기 때문에 외모에 신경을 쓰게 된다. 이렇게 피부색이 검어지는 원인은 투석을 통해 충분히 제거되지 않은 리포크롬lipochrome이나 카로티노이드carotinoid와 같은 물질이 피부에 침착되기 때문이며, 특히 햇볕에 노출되는 부위가 검어지는 것은 피부색을 검게 하는 멜라닌 색소 자극 호르몬이 콩팥으로 충분히 배설되지 않고 혈액 내에 그 양이 증가되기 때문이다.

- 신허요통(腎虛腰痛)으로 허리를 구부렸다 폈다 하면 뜨끔뜨끔하다.

- 발바닥이 아프다.

- 차가울 때 올라오는 냉두드러기가 생긴다.

- 피부가 검으면서 윤기가 없다.

- 소변이 적거나 탁하면서 몸이 붓는다.

- 대변을 수없이 본다.

- 매독과 임질에 걸린다.

- 생식기에 담이 열매처럼 맺혀 있다.

- 통풍이 생긴다.

- 목구멍이 간질간질하고 기침이 난다.

- 바람 부는 데 나가면 눈물이 나고 눈이 시다.

- 눈에 아지랑이가 낀다.

- 엄지손가락이 아프다.

- 다리가 시리고 찬바람이 난다.

신장에 좋은
운동

신장은 허리와 연관되어 있으므로 허리 운동을 자주 해주면 좋다. 신장과 방광이 약한 여성은 생리통이나 요실금 등의 질환이 많고, 신장과 방광이 약한 남성은 성 기능이 약하다. 기체조를 해주면 신장, 방광, 생식기가 강화되고, 뼈, 골수, 힘줄, 발목, 정강이, 귀, 체모가 좋아진다. 호르몬 기능이 활성화되어 모발에도 윤기가 난다.

• 항문 조이기, 여성 불감증과 남성 조루에 효과가 있다

엄지발가락을 붙이고 누운 자세에서 항문을 조였다 풀어주기를 천천히 반복한다. 처음에는 50회 정도 하고 횟수를 점점 늘려나간다. 이때 몸은 움직이지 않고 항문의 괄약근만 움직여야 효과가 크다. 이 운동은 회음혈음부와 항문 사이 혈 자리을 자극해 치질, 신장 질환, 직장암, 요실금을 예방하며 여성 불감증과 남성 조루에도 효과가 있다.

• 허리 운동, 디스크를 예방한다

양손을 옆구리에 대고 처음에는 작게 하다가 점점 크게 원을 그리면서 왼쪽과 오른쪽으로 각각 9회 정도 부드럽게 돌린다. 이때 무릎을 쭉 편 상태에서 허리가 최대한 돌려지도록 한다. 허리 부분을 중심으로 경직된 근육을 풀어준다.

• 발목 운동, 신장과 방광을 강화한다

왼쪽 발목을 시계 방향과 시계 반대 방향으로 각각 5회씩 돌려준다. 이어서 숨을 들이쉬면서 왼쪽 다리를 들고 손을 허리에 얹는다. 숨을 내쉬면서 발을 앞으로 턴다. 같은 요령으로 옆과 뒤로도 턴다. 오른발도 마찬가지로 운동한다. 이 운동은 발목, 무릎, 고관절을 풀어주며, 신장, 방광을 강화한다.

신장을 건강하게 해주는 음식

• 검은색 음식은 신장을 건강하게 해준다

신장은 배뇨 기관 중 매우 중요한 역할을 하는 기관이다. 신장은 수분과 염분을 많지도 적지도 않게 적절히 조절해 주며, 골수뼛속에서 만들어지는 적혈구를 만드는 조혈인자를 만들고, 비타민D를 활성화하게 만들어 주기도 한다. 신장에서는 혈액 속에서 노폐물을 걸러낸 후 소변으로 내보내는 역할을 하며 생성된 오줌은 방광으로 보내져 배설하게 된다. 생체 작용에서 배설은 매우 중요한 부분이며 배설을 원활하게 하지 못하면, 인체에 유입된 음식은 독이 될 수도 있어서 음식은 배뇨 작용에 중요한 역할을 하게 된다. 한의학에서는 음식의 다섯 가지 색상, 즉 청색, 빨간색, 노란색, 흰색, 검은색을 인체의 다섯 장기와 연관해 음식과 건강과의 관계를 강조했으며 신장에는 검은색의 음식이 좋다.

• 검은콩, 신장을 다스리고 부종을 없애준다

검은콩의 효능에 대해서 『본초강목』에는 "신장을 다스리고 부종을 없애며, 혈액 순환을 원활하게 하여 모든 약의 독을 풀어준다."고 기록되어 있다. 검은콩은 단백질, 지방, 탄수화물이 풍부해 고단백, 고열량으로 엄청난 에너지를 공급해 준다. 식이섬유와 칼슘, 인, 철, 나트륨, 칼륨, 아연 등의 무기질도 풍부해서 두뇌 활동을 촉진하고 골다공증을 치료하며 우울증이나 불면증을 예방한다. 신장을 다스리고 부종을 없애며, 혈액 순환을 활발하게 하며 모든 약의 독을 풀어준다.

• 오징어 먹물, 신장 기능을 좋게 한다

오징어 먹물에 들어 있는 멜라닌 색소는 대표적인 동물성 천연색소로서 항암과 항균 효과가 뛰어나다. 안토시아닌이라는 성분 때문에 검은 빛깔을 띠는 블랙푸드black food는 풍부한 안토시아닌과 베타카로틴 등이 들어 있어 우리 몸에 유익하다. 신장 기능을 좋게 하는 블랙푸드는, 특히 신장 질환이 많은 여성들에게 도움이 되며, 이와 더불어 노화방지는 물론이고 눈에도 매우 좋은 것으로 알려져 있다.

• 검은깨, 신장과 탈모에 좋다

중국 의서『본초강목』에서는 기름을 짜는 데는 흰 참깨가 우수하지만, 먹을 때는 검은 참깨가 좋다고 소개하고 있다. 이 검은 참깨를 '흑임자' 혹은 '흑지마'라 하는데, 그 효능이 거대하고 위력적이라 '거승'이라고도 불리는데 특히 신장에 좋다. 검은깨 속에 들어 있는 단백질은 머리카락의 주성분인 케라틴의 원료로 두피에 영양을 주어 머리카락이 빠지는 것을 막아 주며, 혈중 콜레스테롤 수치도 떨어뜨린다. 특히 노인들은 검은깨를 규칙적으로 복용하면 피부 건조증이 완화되고, 그 외 천연토코페롤과 셀레늄이 풍부해 세포의 노화 자체를 막는 효능도 있다.

• 새우, 신장을 강하게 하는 강장식품

새우의 가장 중요한 영양 성분은 단백질과 칼슘. 맛이 좋은 것일수록 필수 아미노산의 함량이 높다. 새우가 강장 식품으로 손꼽히는 이유는 양질의 단백질과 칼슘을 비롯한 무기질, 비타민B 복합체 등이 풍부하기 때문이다. 그러나 일반적으로 새우에는 콜레스테롤이 많다는 이유로 먹기를 꺼리는 사람이 많은데 새우의 콜레스테롤 함량은 100g당

112mg으로 달걀^{630mg}보다 훨씬 적다. 또한 '좋은 콜레스테롤'인 고밀도 지단백질^{HDL}과 결합하므로 혈관에 거의 남지 않는다. 한방에서는 남성의 양기를 북돋워 주고 신장을 강하게 하는 강장식품으로 인정해 준다. 그러나 너무 많이 먹으면 열이 나고 중풍, 응어리, 종기, 부스럼이 등이 생길 수도 있으니 적당량을 먹는 것이 좋다.

• 말린 밤, 신장을 튼튼하게 한다

말린 밤은 신장의 특효약이고, 생밤은 강정제, 알코올 분해·산화하는 작용이 있어서 술안주로 많이 사용된다. 굵은 씨알 속에 담겨 있는 밤은 탄수화물, 지방, 단백질, 비타민, 미네랄 등 5대 영양소를 고루 갖춘 완전식품이라 해도 손색이 없을 만큼 영양이 풍부하다. 껍질이 두껍고 전분으로 둘러싸여서 뜨거운 열을 가해도 쉽게 파괴되지 않아 과일과 채소가 귀하던 겨울철에 중요한 비타민C의 공급원이 되었다. 밤을 말려서 껍질과 보늬를 벗긴 약용으로 이용하는 황률^{黃栗}, 황밤은 위장과 비장, 신장을 튼튼히 해주며 혈액 순환을 돕고 지혈 작용을 한다. 또한, 황률에 두충을 함께 넣고 달여서 먹으면 훌륭한 정력제가 된다.

• 국화차, 신장을 강화한다

국화차는 신장을 강화시켜 주는 효능이 있어 이뇨 작용을 도와준다. 『본초강목』에 의하면, 국화를 오랫동안 복용하면 혈기에 좋고 몸을 가볍게 해주며 쉽게 늙지 않는다고 한다. 국화는 위장을 편안하게 해주며 오장을 도우며 사지를 편안하게 해준다. 국화에는 비타민A, 비타민B1, 콜린, 스타키드린, 아데닌 등이 함유되어 있어서 해열, 해독, 진통, 소염제, 감모, 발열, 두통, 현기증, 귀울림, 눈병, 종양의 통증에 이용된다.

• 팥, 만성 신장염에 효과적이다

팥은 이뇨 작용이 뛰어나 신장에 좋다. 팥은 성질이 따뜻하고 맛은 달며 독이 없고 영양가가 매우 높은 곡물에 속하고, 피부를 보호하는 사포닌이 함유되어 있어 피부의 때와 모공의 오염물을 없애 아토피 피부염과 기미, 주근깨를 없애준다. 팥의 이뇨 작용은 부기, 만성 신장염 등의 치료에도 효과적이다. 피하지방의 축적을 방지하는 비타민B1이 다량 함유되어 있어 다이어트에도 효과가 있으며, 순환기 계통의 질병에도 효과가 있고, 이뇨작용으로 체내에 불필요한 수분을 배출시켜주며, 섬유질과 여러 종류의 사포닌이 들어 있어서 장 기능을 원활하게 하여 변비를 치료하는 데도 좋다. 각기병의 치료약으로도 널리 알려져 있고, 특히 말초 혈관을 튼튼히 하므로 당뇨병과 고혈압, 비만증의 예방과 치료를 해준다.

• 옥수수염, 신장기능을 개선한다

옥수수염은 부기를 뛰어나게 가라앉히고, 일정량 이상의 단백질이 오줌에 섞여 나오는 단백뇨蛋白尿에도 좋아 급성 신장염, 만성 신장염에 도움이 된다. 신장 기능을 개선해 부종을 치료하고 단백뇨를 경감시키는 효과가 있어 신장이나 방광, 요도 등 요로계 결석 및 만성 신장염에 사용하고 중년 이후에 오는 전립선 비대증, 당뇨병, 고혈압과 간담습열로 인한 간염, 담낭도 결석, 담낭염膽囊炎, 천식 등에도 다른 약과 함께 처방해 사용할 수 있다. 특히, 소변이 시원하게 나오지 않고 부기가 있으면서 체중이 증가하는 비만 환자에게 효과가 좋다.

한방에서는 신장이나 자궁 등에 문제가 있거나 신진대사가 원활하지 못한 경우 체내에 노폐물이 쌓여서 몸이 붓는 것으로 보는데, 이때 옥수수수염 차를 마시면 부기를 빼는 데 도움이 될 수 있다.

한방에서는 옥수수수염을 '남만모^{南蠻毛}'라 하여 약재로 사용하기도 한다. 옥수수수염 50g에 세 컵의 물을 붓고 중불에서 양이 반으로 줄 때까지 달인다. 단백뇨증에도 좋아져 급성 신장염은 물론 만성 신장염의 치료에도 도움이 된다. 옥수수수염은 소아 비만에도 효과가 있다.

• 수박, 신장병에 특효가 있다

수박은 신장병에 특효가 있고, 산후 전후에 부종, 각기병의 부종 등에 효과적이다. 수박에는 시트룰린이라는 물질이 있는데, 이는 이뇨 작용으로 소변을 잘 보게 하는데 수박 껍질에 더 많고, 시트룰린과 아르기닌 성분은 간에서 효소의 생성을 촉진시켜 주므로 혈압을 낮추고 알코올 분해를 촉진시키는 효과가 있으며, 다량으로 함유한 과당^{fructose}과 칼륨은 신장 질환의 증상으로 나타나는 부종과 염증을 가라앉히는 효과가 있다.

• 흑마늘, 난소와 정자의 기능을 좋게 한다

흑마늘은 자양강장^{滋養强壯} 효능이 있다. 마늘의 알리신은 비타민B1과 결합하여 알리디아민이라는 성분으로 바뀌는데, 알리디아민은 호르몬 활동을 조절하고 난소나 정자의 기능을 좋게 하여 정력을 증강시키는 것은 물론이고, 마늘의 주요 성분 중 하나인 아연이 그 어떤 식품보다 많이 함유되어 남성 고환의 주요 성분인 아연을 보강하는데 탁월한 효과가 있다. 그래서 흑마늘의 아연 성분을 섹스 미네랄^{sex mineral}이라 부르기도 한다.

• 오디, 이뇨 작용을 좋게 한다

오디는 달면서 차지만 독이 없으며 당뇨병을 치료한다. 『동의보감』에 오디술은 "구복 변백불로久服 變白不老라 하여 오래 복용하면 머리 흰 것을 검게 하고, 노화를 방지한다."라고 쓰여 있다. 오디에 함유된 황산화 색소인 C3G는 노화 억제 효과가 있는 토코페롤보다 7배 높고, 오디의 C3G 최고 함량은 1.27%로 포도의 23배, 유색미의 2.3배에 달한다. 오디에 함유된 칼슘, 칼륨, 비타민C가 사과의 14배, 2배, 18배로 함유한 영양 성분들은 생리 활성, 노화 방지, 심장과 간, 신장에도 작용해 이뇨제, 완화제 역할을 한다.

• 목이버섯, 오장을 좋게 한다

『동의보감』에서는 목이버섯을 성질이 차고寒 맛이 달며甘 독이 없다고 했으며, 『본초강목』에서는 오장을 좋아지게 하고, 장위腸胃에 독기가 몰린 것을 헤치며 혈열을 내리고, 이질과 하혈하는 것을 멎게 하며, 기를 보하고 몸을 가볍게 했다. 검은색 목이버섯은 오장의 기능을 좋게 하고 장기의 독기를 풀어주는 한방 약재다. 목이버섯은 혈중 콜레스테롤 수치를 낮추는 효능이 있어 동맥경화와 같은 혈관 장애 치료에 도움을 주며, 고혈압을 예방하고, 다이어트와 피부미용에도 큰 효능이 있다. 또 칼슘이 풍부하게 함유되어 있어서 성장기 어린이의 성장 발육과 치아 및 골격 형성에 도움을 주며, 골다공증과 같은 질병 예방에도 큰 효능이 있다.

• 오골계, 신장을 편안하게 한다

오골계는 옛날부터 왕실에서만 먹을 수 있었던 신비한 닭으로 『본초강목』과 『동의보감』에 그 효능이 기록되어 있고, 현대 한의학에서도 극찬하고 있다. 오골계는 놀람, 공포 등 정신적 충격을 치유하고 심장과 신장을 편하게 해준다. 또한, 『동의보감』과 『본초강목』에 몸이 붓고 저리고 떨리고 마비되는 증상과 고름, 어혈을 없애주고, 피를 새롭게 해주며 신경통, 타박상, 골절상, 골통, 대하증, 자궁충혈증에도 효력이 있으며, 피가 좋아지고 주독을 없애는 효과가 있는 것으로 서술되어 있다.

• 강낭콩, 신장의 특효약으로 부기를 가라앉힌다

3년 이상 건조시킨 강낭콩에는 부기를 가라앉히고 혈압을 진정시키는 약효가 있어 신장병의 특효약으로 사용되어 왔다. 강낭콩 5g에 세 컵의 물을 붓고 반으로 줄어들 때까지 달여 그 물을 하루 3회 나누어 공복에 마신다.

• 송이버섯, 신장에 좋다

송이버섯은 신장에 매우 좋은 음식이다. 소변혼탁과 요실금에 송이버섯에는 전분과 단백질을 분해하는 효소가 많아서 과식해도 위장 장애를 주지 않는다. 또한, 지방 함량이 적을 뿐만 아니라 콜레스테롤을 감소시켜 주는 물질이 다량 함유되어 있다. 송이버섯의 효능은 위암, 직장암을 예방하는 항종양성 작용을 하며, 병에 대한 저항력 증가, 혈액 순환 촉진, 편도선염 및 유선염 등 염증 치료에도 효과가 있다.

• 익모초, 소변 배출을 돕는다

익모초는 소변량이 적어지고 잘 나오지 않을 때 익모초를 달인 물이나 익모초로 만든 환을 먹으면 탁월한 효험을 나타내는 능력을 볼 수 있다. 익모초의 성분이 신장을 강화시켜 주기 때문이다. 익모초를 복용하는 가장 일반적인 방법은 차로 만들어 먹으며, 특히 여름철에 입맛이 없거나 부인통으로 아랫배에 통증을 느낄 때나 월경량이 감소했을 때 마시면 좋다. 익모초60g, 물, 흑설탕50g을 준비하여 익모초에 물을 넣고 끓인 다음 흑설탕을 타서 마시면 된다.

• 배, 신장을 강화한다

배즙은 신장을 강화시켜 이뇨 작용을 촉진하는 효능이 있다. 배에는 비타민과 미네랄뿐만 아니라 폴리페놀과 플라보노이드 성분이 많이 함유되어 있어 강력한 항산화 작용으로 활성산소로 인한 혈관 손상을 막고 혈류를 개선해 뇌졸중을 예방한다.

• 결명자, 신장을 회복시킨다

신장병에 걸린 분이 결명자차를 마시면 수분이 대변과 함께 빠져나가는 효능을 볼 수 있다. 또한, 신장에 주는 부담을 줄어들게 해줘서 피로한 신장을 회복하는 데도 도움을 준다. 결명자는 옛날부터 간장과 눈을 좋게 하며 완화, 이뇨, 고혈압, 위가 약한데 좋다는 사실이 입증되어 많이 이용하는 생약제 중 하나다. 결명자는 맛이 달고 쓰며 약간 차고 무독하다. 신장병에 결명자차를 마시면 수분이 대변과 함께 많이 배설되기 때문에 신장의 부담을 줄여주어 피로한 신장이 회복되도록 도와준다.

09

술시戌時에는
'심포'가 일한다

◄◄◄

술시9:30~21:30 이후에는
음식물을 먹지 마라

오후 7시 30분부터 9시 30분까지 술시戌時는 심포心包의 기능이 왕성한 시간이다. 심포心包는 심장의 바깥막으로, 기혈이 지나는 통로인 낙맥이 연결되어 있으며 심장을 보호하고 심장이 하는 역할을 대행하는 기관이다. 심장은 우리 몸에서 가장 중요한 기관으로 왕에 해당한다고 할 수 있다. 왕이 너무 일을 많이 하여 병들면 나라가 위태롭듯이, 심장이 병들면 생명에 치명적인 영향을 미치게 된다. 따라서 이처럼 중요한 심장을 옆에서 보필하면서 때로는 그 일을 대신해 주는 기관이 바로 심포다.

낮 동안은 해가 있어서 기온이 훈훈하고 심장 역시 활발한 활동을 하지만, 술시오후 7시 30분부터 9시 30분가 되면 기온이 낮아져 몸속 온도도 많이 떨어진다. 곧 심장은 조금씩 쉬고, 심포가 심장의 역할을 대신하므로 낮에 왕성하게 활동할 때보다 흐르는 피의 양도 적어져서 체내 온도도 전반적으로 떨어지고 몸도 피로한 상태가 된다. 그러나 해가 진 이후에 몸이 식고 긴장이 풀리는 것은 자연스러운 현상이므로 이러한 흐름에 따라야만 건강을 지킬 수 있다.

만약 술시 이후에 무리하게 일을 많이 하면 몸에 열이 가해져서 적당히 식혀줘야 할 시간을 놓치게 됨에 따라 몸이 마르고 허약해진다. 또한, 체내가 너무 뜨거우면 잠도 잘 오지 않게 된다. 특히, 이 시간에 음식을 많이 먹으면 아주 좋지 않다. 술시에 음식이 들어가면 체내의 모든 기관에 부담을 주어 열이 발생해서 피로가 가중될 뿐이다. 저녁때 집으로 돌아오면 팔다리가 피로한 경우가 많은데, 이것은 위장이 피로하다는 증거다. 따라서 이 시간에 음식을 많이 먹으면 피로를 가중시키고 피를 혼탁하게 만드는 요인이 된다.

따라서 술시에는 편안한 마음으로 책을 보거나 공부를 하면서 내일을 설계하는 것이 좋다. 특별한 일이 없으면 술시에는 가급적 잠자리에 드는 것이 좋다. 술시와 해시에 해당하는 장기들은 쉴수록 좋다. 두 가지 시간에 속하는 장기들은 모두 다른 기관을 대신해서 활동하므로 그 기능도 그만큼 약하다. 즉, 해가 지고 어둠이 깔리기 시작하면서부터 우리 몸의 체온을 유지하는 기관인 심장이 위력을 발휘하지 못하고 그 기본적인 기능만 대신해 주는 기관이 대행하게 됨에 따라 몸의 기운과 체온도 전반적으로 저하된다. 그러므로 이 시간에는 조용히 휴식을 취하거나 잠을 자는 것이 좋다. 그렇게 할 때 피가 깨끗하게 정혈되며, 그렇지 못할 경우에는 정혈할 시간이 모자라서 피가 혼탁해져 피로를 느끼게 된다.

심포의 구조와
기능

사람의 몸에는 오장육부라고 하는 장부가 존재하는데 사실은 육장 육부이다. 한방에서의 장부는 음陰의 장부인 간장, 심장 비장, 폐, 장, 신장과 양陽의 장부인 담낭, 소장, 위장, 대장, 방광 외에 삼초부를 추가하여 오장육부라 했다. 인체의 각 장부는 고유한 경맥을 가지고 있다. 인체의 장부들은 자신들이 소유하고 있는 경맥들을 통해서 신체 부위들을 지배하고 관리하고 있다.

육장육부에서 심포장과 삼초부라는 형태가 없는 두 개의 장부가 더 있어서 육장육부라 하는데 형태는 없지만, 마음과 정신을 관장하는 무형의 장부가 존재한다고 한방에서는 설명하는 것이다. 심포장과 삼초부의 병증을 보면, 분명히 사람에게는 마음과 정신을 다스리는 경락이 있음을 알 수 있다.

마음의 영역과 정신의 영역은 같다고 볼 수도 있겠지만 다르다. 마음은 감정, 기분, 혼의 영역이며, 정신은 영의 영역이기에 삼초와 심포는 생명력이 존재하는 무형의 장부라고 할 수 있다. 심포는 정신 활동을 뜻하는 기능성 장부이다. 그러므로 형체는 존재하지 않으며, 다만 그 활동의 상황을 파악할 수 있는 곳이 단중혈 배부등의 신주혈이 대표성을 가진다.

인간은 정신과 육체가 함께한다. 이때 정신은 오장의 기운이 중심이 되어 이루어지는데, 이러한 활동의 근본이 바로 '심장'이다. 즉, 오장의 통합 활동의 결과가 바로 '심포'인 것이다.

심포는 심장을 보호하는 기능을 하며, 신사지관臣使之官, 왕을 즐겁고 기쁘게 해주는 긍정의 익살꾼이라 하여 심장의 명령을 집행함으로써 상화相火, 간, 담, 신, 삼초의 화火를 총칭하는 것라 한다. 심포는 심장을 대신하여 병을 유발하는 사기를 감당하므로 외사外邪, 심신을 해치는 외계의 사물가 심장을 침입했을 때 먼저 심포 경락에 병이 생긴다. 즉, 포락상화包絡相火, 심은 신神을 저장하여 군화君火가 되며, 포락包絡은 상화相火로 임금을 대신하여 명령을 행하며, 혈血을 주관하고 말言을 주관하며 땀을 주관하고 웃음을 주관함라 하여 심화심장의 열를 보호하고 지지하여 맑고 혈맥을 순환할 수 있게 한다. 현대의학에서 말하는 심장으로 흐르는 심장 근육에 산소와 영양분을 공급하여 심장의 기능을 유지하게 해주는 관상동맥에 해당한다고 할 수 있다.

▍심포경 이상으로 나타나는
▍병증

흉골胸骨은 화火의 표현체이며, 이곳에 있는 단중膻中이란 심포의 기가 흉복부 부위에 모이는 혈이 있어 이곳을 눌러보아 민감하면 이는 신경성이며, 말초신경에서 중추부에 자극을 전달하는 신경구심성 신경求心性神經에 문제가 있어 전신 및 장기에 피로가 있는 것으로 생각이 된다. 또한, 이는 흉골에 있는 흉골근과 흉근이 긴장하면 흉골이 들뜨게 되어 골막 뼈를 싸고 있는 흰색의 골막이 부어서 통증이 나타나게 된다. 그리고 이는 심장과 폐에 부담을 준다. 심포는 심장의 생리와 병리가 같다. 심포장은 정신 방면, 심장 질환, 복부 질환 및 흉부 질환과 허리 위쪽의 신체 부분 상지上肢에 작용한다.

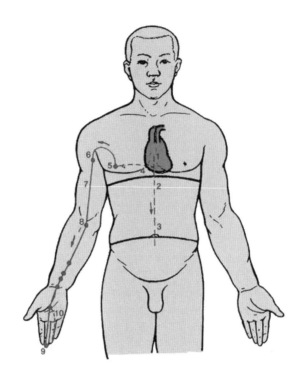

- 가운뎃손가락의 마디가 아프거나 붓는다.

- 팔꿈치 안쪽 부위가 아프다.

- 팔목 부위가 차가운 느낌이 든다.

- 팔꿈치 엘보가 자주 온다.

- 왼쪽 가슴에 통증이 자주 오고 답답하다.

심포에 좋은 운동

『황제내경』「소문素問」 편에 보면, 심포는 광대와 같은 역할을 한다고 한다. 광대란 많은 사람들 앞에서 흥겹게 춤도 추고 노래도 부르면서 사람들을 울리고 웃기고 즐겁게 해주는 사람이다. '심장'이 사람의 정신을 다스리는 역할을 한다면, '심포'는 사람의 감정을 다스린다. 『황제내경』에서도 심장에서는 신명이 나오고, 기쁨이 나온다고 했다. 그에 비해 심포는 화합하는 성질이 나오고, 즐거움과 관련된 정서를 가지고 있다고 한다.

'기쁨'과 '즐거움'은 비슷한 뜻 같지만, 사실은 전혀 다르다. '심장'은 옳고 그름에 대한 판단력과 분명하고 뚜렷한 분별력을 가지고 있지만, '심포'는 기쁘고, 슬프고, 즐겁고, 화나고, 무섭고, 의심하는 등의 감정을 가지고 이를 표출한다. 따라서 심포가 건강하면 즐거움, 슬픔, 화, 무서움 등이 균형을 이루므로 적당히 조절할 수 있다. 그러나 심포가 약해지거나 너무 강해져서 균형을 잃게 되면, 이 모든 기능이 제 기능을 발휘하지 못해서 정신적인 문제뿐만 아니라 우리 몸 전체에 영향을 미친다. 심포는 생명력의 발현과 성장, 세포 형성, 에너지 발생, 초능력을 발휘하며 에너지 공급과 생명을 영위할 수 있도록 해준다. 또한, 심포는 감정과 관련 있는 장부이므로 감정을 잘 조절해 주는 걷기, 명상, 가운뎃손가락 주물러주기 등의 운동이 좋다. 특히, 오른손의 수궐음심포手厥陰心包 경락이 있는 가운뎃손가락을 자극하면 기억을 주관하는 좌뇌를 활성화시켜 기억력을 높이고 감정을 조절할 수 있다.

심포를 건강하게 해주는
음식

심포를 건강하게 해주는 음식은 주로 기혈 작용과 관련이 있는 음식들이다. 심포는 우리 몸의 온도를 조절해 주고 오장육부의 순환을 관장하는 기관으로서 기혈을 만들어 주는 음식이 심포에 좋다. 우리가 일상생활에서 쓰는 '심보'란 말도 한의학의 심포와 관련이 있다. 심포의 '심'은 심장의 心과 같이 '마음'이란 뜻이고, '포'는 '겉을 둘러싼 막'을 뜻하므로 결국 심포란 '심장을 둘러싼 막'이다.

심포와 삼초는 음양오행 상 생명력과 면역력을 주관하므로 스트레스나 마음의 문제가 생기면 기혈이 막히기 쉽다. 보이지는 않지만, 실제로 존재해 우리 인체의 활력을 관장하며 마음과 직접 연결되어 건강상 매우 중요한 기능을 한다. 인간의 생명 유지의 3단계와 삼초는 다음과 같이 대비된다고 말할 수 있다.

- 상초上焦: 횡격막 위쪽. 혈액의 순환과 호흡 기능을 맡은 부위로, 심장과 폐장이 이에 딸려 있다. 먹는 것을 담당한다.
- 중초中焦: 횡격막에서 배꼽 중간까지. 음식의 소화 작용을 맡은 부위다. 소화를 담당한다.
- 하초下焦: 배꼽의 아래와 방광의 위. 노폐물의 배설을 맡은 부위로 대장, 소장, 방광, 신장 따위가 딸려 있다.

'삼초'에 대해 한의학 고전에서는 "이름은 있으나 형체가 없고, 형체는 없으나 쓰임새는 있다."고 했는데, 삼초가 우리 몸에서 이루어지는 생식

활동 3단계에 대한 기능적 구분은 매우 중요하다고 할 수 있다.

• 모란 뿌리껍질, 혈을 잘 돌게 하고 어혈을 흩어지게 한다

'모란 뿌리껍질'은 모란의 뿌리를 말린 것으로, 맛은 맵고 쓰며 짜다. 모란 뿌리껍질은 콩팥 줄기신장와 지라 줄기비장, 심포, 심장, 간에 작용하여 열을 내리며, 혈열을 없애준다. 또한, 혈을 잘 돌게 하며, 어혈을 흩어지게 하며, 고름을 빼내고, 골 염증관절염 등을 없앤다. 그리고 생리불순이나 생리통, 멍이나 토혈, 코피, 반점이 나타나는 증상에 사용하며, 고열로 인해 일어나는 출혈에 대해 열을 내려 지혈시키는 작용을 한다. 상습성 변비로 출혈이 있을 때 대황과 모란 뿌리껍질을 같이 쓰면 통변을 좋게 하고, 지혈 작용을 한다. 또한, 모란 뿌리껍질은 혈액 순환을 촉진하여 어혈을 없애고, 과로로 발생한 요통이나 관절통에 대해 진통 작용이 있다. 그 외에도 모란 뿌리껍질은 진정 작용이 있어 신경성 두통에 쓰면 효과적이며, 최면, 혈압 강하 작용, 다리 부종을 억제하는 작용, 항균 작용 등이 있다. 하루에 모란 뿌리껍질 6~12g을 달여서 환약이나 가루로 만들어 사용한다.

• 메밀, 염증 치료에 좋다

이제마 선생이 창안한 사상체질의학에서는 메밀이 태양인 체질에 좋은 한약으로 분류하고 있으며, 『동의보감』에서는 메밀이 비위장의 습기와 열기를 없애주며 소화가 잘되게 하는 효능이 있어 1년 동안 쌓인 체기가 있어도 메밀을 먹으면 체기가 내려간다고 기록하고 있다. 메밀교맥은 단백질이 풍부하고 영양가가 높다. 메밀의 어린잎은 반찬으로 먹고, 잎과 꽃은 약으로 쓴다. 메밀은 맛이 달고, 서늘한 성질을 가지고 있는

데, 비장, 위장, 폐장, 대장에 작용하여 기를 보하고, 위장을 튼튼하게 하며, 체증이 오래되어 뱃속에 덩어리가 생기는 것을 없앤다. 또한, 메밀은 이질, 뾰루지, 연주창連珠瘡, 목 언저리에 생긴 여러 개의 멍울이 곪아 터져서 생긴 부스럼, 화상, 만성 설사에 사용되며, 민간요법으로 고혈압과 간염, 동맥경화에 사용한다. 메밀을 환약이나 가루로 먹거나, 죽으로 만들어 먹기도 하고, 외용으로는 메밀가루를 뿌리거나 약제에 개어 바르기도 한다.

• 오징어 뼈, 출혈성 질환에 좋다

오징어 뼈는 맛이 짜고, 성질은 약간 따뜻하다. 오징어 뼈는 간과 신장에 쓰인다. 오징어 뼈는 피를 멈추게 하고, 유정遺精, 성행위와 상관없이 무의식중에 요도로부터 정액이 나오는 상태을 멈추며, 헌데를 아물게 하며, 장 출혈, 부정 자궁 출혈 등 여러 가지 출혈 등에 쓰이며, 위장의 통증과 신물을 토하는 증상, 피부 궤양, 십이지장궤양에 사용한다. 하루에 오징어 뼈 6~12g을 가루로 만들어 먹거나, 외용으로는 가루를 만들어 뿌리거나 약제에 개어서 바르면 된다.

• 뱀장어, 오장을 보호한다

뱀장어는 맛은 달고, 성질은 차며, 양질의 단백질과 지방을 함유하고 있다. 뱀장어의 단백질은 해독 작용과 세포 재생력이 좋은 콜라겐collagen 형태로 구성되어 있고, 뱀장어의 지방은 고혈압, 당뇨, 간염 등 성인병에 좋은 불포화 지방산으로 구성되어 있다. 이러한 뱀장어의 영양 성분은 모세혈관과 말초신경을 강화시키고, 노화 방지와 성 기능을 회복시키는 효과가 있으며, 요통, 신경통, 관절염에 좋고, 폐결핵, 폐렴, 피부

미용, 항암 효과까지 있다. 그래서 뱀장어를 어린이의 발육 촉진과 병후 회복 및 허약자와 저항력이 떨어진 노인들의 건강에 특효가 있는 보양 식품이라고 한다. 오장을 보하고, 풍습風濕, 바람과 습기로 인해 뼈마디가 저리고 아픈 병을 없애며, 부스럼을 낮게 하며, 어린이의 영양 실조증, 폐결핵, 허약자, 장 출혈, 헌데에 처방한다. 뱀장어는 굽거나 끓여서 먹는다.

• 약쑥, 만병통치약으로 쓰인다

맛이 달고 성질은 찬 '참쑥'은 칼륨, 칼슘, 철분 등 무기질이 풍부하고, 비타민A, 비타민B, 비타민C, 비타민D 등의 비타민류와 섬유질, 효소 등 여러 가지 유익한 영양소를 가지고 있으며, 참쑥에 들어 있는 방향성의 정유식물에서 추출한 고농축 상태의 방향성 오일는 여러 가지 약리 작용이 있다. 참쑥은 현대인에게 만병통치약으로 사용하면 좋은데, 그것은 현대인이 가진 질병 원인의 대부분이 환경오염 및 잘못된 식습관으로 인한 독소의 발생과 스트레스에서 오기 때문에 참쑥이 독소를 배출해 주고, 몸을 따뜻하게 하며, 혈액 순환을 원활하게 하고, 신경을 안정시켜 주기 때문이다. 또한, 참쑥은 오장을 보하고, 풍습을 없애며, 세균을 죽이며, 부스럼 등을 낮게 하므로 어린이 영양 실조증, 폐결핵, 일반 허약자, 각기 풍습으로 뼈마디가 아픈 데, 장 출혈, 헌데에 사용한다. 하루에 참쑥 309g 정도를 굽거나 끓여 익혀서 먹는다.

• 익모초, 어혈을 풀어준다

맛이 맵고 쓰며, 성질은 찬 '익모초'는 간장, 심포에 사용한다. 익모초는 혈穴을 돌게 하며, 어혈을 없애며, 달거리월경를 고르게 하며, 소변을 잘 누게 한다. 독혈毒血, 독이 섞인 피을 풀며, 산후 배 아픔, 생리불순, 부정 자궁출혈, 자궁내막염, 부종, 젖앓이젖병, 고혈압, 동맥경화, 심장신경증, 해산 진통, 촉진제로 사용한다. 하루에 익모초 6~18g을 달여서 환약이나 가루로 만들어 먹는다.

• 천궁, 혈액 대사를 활성화한다

천궁은 고지혈증, 혈관폐색증, 뇌혈관 장애, 동맥경화증, 관상 동맥 장애, 타박상 등의 치료에 효능이 있고, 월경장애, 산전·산후 질환 및 두통 등 혈액 대사를 활성화시키는 데도 효능을 발휘한다. 다만, 천궁에 들어 있는 정유 성분 중에 동물의 뇌를 마비시키고 혈압을 낮추며 운동 마비 등을 일으키는 독성 물질이 함유되어 있으므로 약물로 처리하거나 끓는 물에 담가 기름 성분을 뺀 뒤 약으로 써야 하고, 긴장두통, 월경량이 많은 사람은 천궁을 금하는 것이 좋다.

• 백작약, 빈혈에 탁월한 효과가 있다

백작약은 주로 신경이나 근육의 과도한 긴장을 누그러뜨려 통증을 멈추게 한다. 빈혈 상태를 개선하고, 진액이 말라 부족해진 것을 보충하는 효능이 있다. 그리고 백작약은 보혈 및 진통의 효능을 이용해 피와 기 부족으로 일어나는 사지, 배 근육, 등 근육 등의 근육 경련에 감초와 섞어서 사용하기도 하며, 뼛속에 진액과 기가 부족해져서 생기는 어지러움이나 귀울림 등을 치료하는 데도 사용한다. 백작약은 간장과 비장에 작용하여 수렴 작용과 해열 작용을 하고, 간의 기운이 뭉친 것을 풀어주고, 또한 통증을 감소시켜주는 작용이 있어 각종 통증은 물론 생리불순, 생리통, 식은땀, 가슴, 옆구리, 복부 통증, 팔다리 경련과 팔다리 통증 등에 효과가 있다. 백작약은 여름과 가을에 채취하여 껍질을 벗겨서 삶은 후 말려서 사용한다. 하루에 백작약 6~12g을 복용하면 위통에 효과가 있다. 특히, 생리통이 있을 때 백작약을 향부자, 현호색과 배합하여 쓰면 좋다.

• 생지황, 어혈을 풀어준다

현삼玄蔘과에 속하는 여러해살이 풀인 '지황'의 뿌리를 자연 그대로일 때는 '생지황'이라 부르고, 건조시키면 '건지황', 찌고 말리기를 아홉 번 거듭한 경우에는 '숙지황'이라고 부른다. 생지황은 적갈색으로 잘 부러지며, 건지황은 검은빛이 도는 회색으로 생지황과 건지황 모두 약간 쓴 맛이 난다. 그에 비해 숙지황은 달다. 생지황은 지혈 이수제利水劑로 피를 맑게 해주고, 조직 내의 어혈을 풀어주는 데 효과가 좋다. 관절이 삐었거나 타박상을 입어 멍이 들었을 때 생지황을 짓이겨서 붙여주면 어혈을 풀어주고, 통증을 완화시켜 주는 작용이 뛰어나다.

그 외에도 황련黃蓮, 향부자香附子, 당귀, 도인桃仁, 목단피牧丹皮, 인삼, 오수유吳茱萸 등은 심포에 좋은 한약재이다.

10 ◀◀◀

해시^{亥時}에는
'삼초'가 일한다

◀◀◀

해시^{21:30~23:30}에는
따뜻한 잠자리에 들어라

  밤 9시 30분부터 11시 30분까지 해시亥時는 삼초三焦의 기능이 왕성한 시간이다. 삼초는 체온을 유지시켜 주는 역할을 하는 기관이다. 삼초 경락은 오장육부의 활동 에너지의 열원熱源으로서 유·무형의 하루 동안의 활동에 관여하며, 해시는 그날의 피로, 스트레스, 나쁜 기억 등을 잊어버리는 시간이다.

  따라서 늦은 저녁에는 심포와 삼초가 정신적으로나 육체적으로 모든 것을 잘 정리할 수 있도록 편안하게 휴식을 취하는 게 좋은데, 현대인의 삶이 그렇지 못하다 보니 신경성과 만성피로로 고생하는 사람들이 많다. 해시는 술시부터 떨어지기 시작한 체내의 온도가 가장 많이 떨어지는 시간으로, 이처럼 체온이 급강하할 때에 체온을 적당히 유지시켜 주는 기능을 담당하는 것이 바로 '삼초'다.

  술시에 잠들지 못했던 사람이라도 해시에는 반드시 자고 있어야 한다. 해시에 잠을 잠으로써 술시에 못다 한 신선하고 깨끗한 피를 만드는 정혈精血과 함께 피를 식혀줄 수가 있다. 이처럼 뜨거운 피를 식히고 깨끗하게 정혈을 시켜 줘야 할 이 시간에 활동을 많이 하면 피를 맑게 해주는 작용이 원활치 못하여 우리 몸에 뜨거워진 피가 들끓고 증발함으로써 어혈 같은 불순물이 생겨나 피가 혼탁해지며, 전반적으로 피의 양 또한 충분하지 못하게 된다. 특히, 이 해시에 찬바람에 많이 노출되면 피부가 걷잡을 수 없이 거칠어진다.

해시에 잠을 자고 있을 때 우리의 몸은 세 바퀴를 돈다고 한다. 태중에 있는 태아가 7개월째에 몸을 한 바퀴 돌리고, 8개월째에 두 바퀴 돌리고, 9개월째에 세 바퀴 돌려서 세상에 나오는 연습을 한 다음 나오게 되듯이, 우리의 몸도 해시에 세 바퀴 돌고, 자시에 두 바퀴 돌고, 축시에 한 바퀴 돌면서 일어날 준비를 한다. 이는 더워졌던 피가 식는 과정에서 우리 몸의 기운이 자연의 변화에 순응하여 일어나는 자연스러운 현상이다.

삼초경의 구조와 기능

삼초 경락은 인체에 있는 모든 체표體表, 몸의 표면와 내장을 모두 포괄하는 체강體腔, 내부으로 부모로부터 이어받은 선천적으로 원기元氣를 돋우어 주는 기관이다. 삼초三焦의 '초焦'는 '열원熱源'이라는 뜻으로, 신진대사를 촉진하는 발생원이다. 삼초는 육부의 대표성을 가지고 있는 장부이며, 기와 에너지가 오르내리는 것과 출입하는 통로이며, 기가 변하여 승화되어 운행하는 곳으로서 온몸의 기를 주관하며 육체를 건강하게 해준다.

따라서 정신과 육체 즉 장부가 서로 협조하에 건강을 유지하는데 삼초를 통해서 이러한 신진대사가 이루어진다.

'삼초'는 '태워서 활동한다'는 뜻으로, 열원의 시작으로서 물과 음식이 몸 안에 들어오면 이를 에너지화해서 오장으로 보낸다. 이러한 열과 원기를 돋우어 주는 발생원發生源이 인체에 있는 모든 장부를 크게 세 군데로 나뉘어 있어 삼초라 한다. 삼초는 다음과 같이 상초, 중초, 하초 세 개로 나뉜다.

- 상초上焦: 횡격막 이상의 부위를 말한다. 주 장기로는 두부頭部, 심장, 폐가 있으며, 호흡 순환기계를 담당하고 대표적인 혈은 단중혈과 중부中府혈이 질병 치료에 필요한 혈 자리인 요혈要穴이다.
- 중초中焦: 횡격막 이하에서 제중臍中, 배꼽까지를 말하며, 주 장기는 비장脾과 위장胃을 포괄하며, 소화 흡수계를 담당하고, 주혈은 중완혈이 요혈이다.
- 하초下焦: 제중 이하를 말하며, 주 장기는 간, 신장, 방광, 소장, 대장, 여자포女子胞, 자궁를 포괄하며, 곡물과 수분을 소장에서 대장과 방광을 통해 배설하는 비뇨 배설계를 담당하고 있고, 주혈은 천추天樞혈과 음교陰交혈, 석문石門혈이 요혈이다.

『황제내경』에서 「영추靈樞」를 보면, "간과 신장은 생리적으로 밀접한 관계를 맺고 있다"는 뜻의 간신동원肝腎同源이란 말처럼 하초에 속한다. 이처럼 간장과 신장은 서로 몸의 영양을 좋게 하는 자양滋養 관계이며, 간장의 소설 기능疏泄機能, 기를 유통시키고 혈액과 진액의 운행을 조절하는 생리 기능과 혈액량을 조절하는 작용은 반드시 신장의 음의 자양을 받아야 하고, 신장의 음은 간의 소설 작용을 받아야 생성될 수 있다.

　간장은 혈액을 저장하고, 신장은 정精, 뼛속에 있는 골수, 천지 만물을 생성하는 근원이 되는 기운, 사람의 몸과 마음을 움직이는 근원적인 힘을 저장하는데 혈액과 정이 생기는 근원은 정미精美로운 물질고농축 영양물질이라는 것이다. 임상에서는 간신동원 이론에 근거하여 신을 튼튼하게 할 때는 간도 함께 튼튼히 방법으로 치료한다.

▌삼초 이상으로 나타나는
▌병증

　삼초는 몸 전체의 생명력을 관리하는 눈에 보이지 않는 무형의 장부다. 실제 경락으로는 존재하면서 몸에 영향을 주지만 무형의 장부를 말한다. 삼초는 생명력, 면역력, 적응력 등이 강하다고 하여 상화相火라고 한다.

　마음에 의해서 삼초 경락의 기가 막히기도 하고 좋아지기도 한다. 생명력을 잘 타고난 사람은 상화 기운이 강해서 건강하고, 그렇지 못한 사람은 항상 아프고 약골이라는 말을 듣고 산다. 오장오부의 상호관계를 원활하게 하고, 도와주고, 견제하는 조절자이기도 하다. 그래서 마음의 평온을 잃어 불안, 초조, 분노, 슬픔 등 감정이 변하면 삼초 경락이 막히게 되고 다른 오장육부의 기능도 저하된다.

　"기가 막힌다.""기분이 나쁘다.""기가 찬다."는 우리말은 이런 느낌을 표현한 것이다. 우리는 기분이 나쁘거나 상하면 소화가 안 되거나 불면증이 오거나 가슴이 답답해지는 등 몸에 변화가 오는데, 바로 이런 마음의 변화가 기의 흐름을 막아 삼초 경락이 막히게 되고 그것이 다른 오장오부의 경락의 흐름을 막아 나타나는 반응이다. 그러므로 마음의 평온은 삼초 경락의 흐름을 좋게 함으로써 얻을 수 있다. 마음의 불안, 초조, 화, 슬픔 등이 심해지면 경락이 심하게 막힌다.

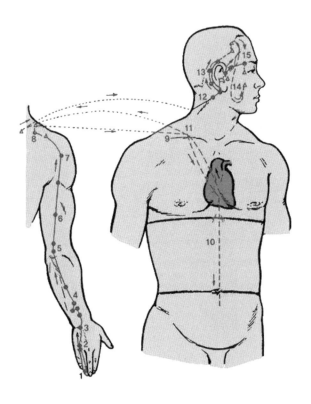

- 어깨가 무겁고, 팔의 외측이 아프다.

- 잠이 안 오고, 마음이 불편하다.

- 네 번째 손가락이 아프거나 잘 구부려지지 않는다.

- 정신병, 히스테리가 나타난다.

- 중풍이 온다.

- 감기도 아닌데 코가 막히고, 냄새를 못 맡는다.

- 어깨가 잘 안 올라간다.

- 대인기피증이 생긴다.

- 혓바닥이 갈라진다.

- 감기로 인해 목이 아파서 물 한 모금 마시기
  가 힘들다.

- 미릉골통(眉稜骨痛)으로 눈뜨기가 싫다.

- 태양혈두통(太陽穴頭痛)이 생긴다.

- 눈썹 주위가 아파서 눈을 뜨지 못하고 항상
  찡그린다.

삼초에 좋은 운동

삼초는 다른 오부위장, 소장, 방광, 담낭, 대장와는 달리 일정한 부위를 차지하는 형태가 없는 장부이다. 삼초에 좋은 운동으로는 몸을 따뜻하게 해주는 운동과 심포에 작용하는 감정을 조절해 주는 운동이 좋다. 구체적으로 언급해 보면, 반신욕, 걷기, 산책 등이 있다.

• 반신욕, 혈액 순환을 돕는다

잠들기 2~3시간 전의 반신욕은 몸을 이완시키고 근육의 긴장을 풀어주어 심리적으로 안정감을 얻게 되어 숙면을 돕고 불면증을 예방한다. 반신욕은 상체는 차갑게, 하체는 따뜻하게 해서 혈액의 양과 속도를 증가시켜주며 혈액의 순환을 돕는다. 평소 운동을 하지 않아 몸이 무겁고 나른하거나 혈액 순환이 잘 안 되는 사람들에게 좋다. 또한, 소화불량, 생리불순 등 하체의 혈액 순환이 잘되지 않아 생기는 질환을 예방해 준다.

• 걷기 운동, 정신 건강에 좋다

걷기 운동은 몸 건강뿐만 아니라 정신 건강에도 매우 좋다. 그래서 걷기만 잘해도 치매를 예방하고 노화도 막을 수 있다. 간단한 걷기 운동만으로도 200여 개의 뼈와 600개 이상의 근육, 그리고 모든 장기가 활발하게 활동을 한다. 또한, 고혈압과 심장병, 당뇨, 뇌졸중, 암도 걷기 운동을 통해 예방하고 치료할 수 있다.

• 산책, 정신 건강에 좋다

산책의 좋은 점은 가만히 있을 때보다 산소 공급이 증가해서 기분이 좋아진다는 것이다. 그래서 우울하거나 기분이 안 좋을 때 산책하는 것만으로도 기분 전환에 도움이 된다. 가장 좋은 것은 신체적으로 건강해진다는 점이고, 두 번째로는 정신적으로도 상당히 좋아진다는 점이

다. 집 안에서만 있기보다는 산책하면서 주변을 돌아봄으로써 신체적
으로나 정신적으로나 건강해질 수 있다. 특히, 스트레스를 해소하는 데
효과적이다.

삼초를 건강하게 해주는
음식

떫은맛의 음식은 심포와 삼초를 이롭게 한다. 삼초는 오장육부를 상
생상극하게 하는 원동력으로 작용한다. 『황제내경』에서는 담백한 맛,
싱거운 맛이라 표현했는데, 이는 이 맛도 저 맛도 아닌 특징이 없는 맛
이라는 뜻이다.

• 로열젤리, 모든 병에 유효한 만병통치약이다

로열젤리의 임상 효과를 보면, 노인병에 나타나기 쉬운 고혈압증, 저
혈압증, 동맥경화증, 콜레스테롤의 감소 작용, 만성 신장염 등에 좋다.
또한, 갱년기 장애, 뇌 신경계, 혈액 순환계, 호흡계, 소화계, 신장병,
어린이 영양실조, 소아 발육 불량, 소아마비, 위하수증, 유행성 이하선
염, 소아 습진, 임신중독증, 부종, 악성 종양, 피로 회복, 기미, 피부 소
양증, 지루성 습진, 급성 피부염증, 액취겨드랑이 냄새, 사마귀, 전립선비
대증, 치핵痔核, 류머티스성 관절염, 요통, 신경통 등에 효과가 있어 거
의 모든 병에 유효한 것으로 나타나 있다.

• 죽순, 생활의 활력을 회복시킨다

죽순은 대나무의 땅속줄기에 돋아나는 어리고 연한 싹으로 고유의 아작거리는 질감과 향취가 죽순의 맛을 나타내는 운치 깃든 무공해 자연식품이다. 죽순에는 섬유질이 많이 들어 있는 것이 특징이다. 죽순은 다른 채소와는 달리 단백질이 풍부하고 비타민B와 비타민C, 리그닌 lignin, 섬유소, 펙틴 등이 들어 있어서 기력 회복, 원기 보충, 생활의 활력을 회복시켜 준다. 죽순은 몸에 열이 많은 사람의 갈증을 없애주고, 식욕을 조절해 주기 때문에 비만증에 효과가 있다.

특히, 죽순은 마음을 편안하게 해주는 효과도 있어서 정신노동을 많이 하는 사람에게 좋으며, 그 밖에 열을 내리는 작용을 하고, 갈증을 해소하며, 이뇨 작용을 볼 수 있고, 양에 비해 적은 열량으로 다이어트에 효과적이며, 스트레스 해소, 피로 회복, 기관지염, 더부룩함에 작용한다. 죽순에 들어 있는 칼륨은 염분의 배출을 도와서 혈압에 좋으며 대장암 치료에도 좋다.

• 토란, 노화를 방지한다

토란의 주성분은 멜라토닌, 당질, 단백질, 녹말, 섬유소, 무기질 등으로 소화가 매우 잘 되는 음식이다. 다른 감자류에 비해서 칼륨이 풍부하게 들어 있다. 토란 특유의 미끈거리는 성분은 뮤신 mucin 으로 이것이 체내에서 글루쿠론산 glucuronic acid 을 만들어 간장이나 신장을 튼튼히 해주고, 노화 방지에도 좋다. 멜라토닌 성분은 불면증 치료, 시차 피로 해소와 면역 기능 강화에 좋으며, 토란의 아릿한 맛은 수산화칼륨에 의한 것으로 이 성분은 열을 없애고 염증을 가라앉히는 작용을 하므로, 특히 타박상과 어깨결림, 삐었을 때 토란을 갈아서 밀가루에 섞어 아픈 부위에 바르면 잘 듣는다. 그리고 독충에 쏘였을 때 토란 줄기를 갈아서 그 즙을 바르면 효과가 좋고, 뱀에 물렸을 때 응급 치료로서 토란잎을 비벼서 2~3장을 겹쳐 붙이면 고통이 멎고, 독이 전신에 퍼지지 않는다.

그렇지만 토란에는 수산석회가 있어서 이를 제거하지 않고 먹으면 입이 아리기도 하고, 몸 안에 쌓이면 결석을 만들 수도 있으므로 '다시마'와 '쌀뜨물'을 이용해 꼭 제거하고 요리해야 한다. 토란을 요리할 때는 먼저 쌀뜨물에 토란을 삶아 떫은맛을 없앤 후, 다시마를 첨가해서 요리하면 맛있는 토란의 맛을 느낄 수 있다. 독충에 쏘였을 때 토란 줄기를 짠 즙을 발라주고, 심한 치통으로 볼이 부었을 때 토란과 생강을 갈아 발라도 효과가 있다. 타박상, 염좌, 화상에도 껍질을 벗긴 토란을 강판에 갈아서 밀가루를 섞어 반죽하여 아픈 부위에 두껍게 바른 다음 거즈를 대고 붕대를 감아준다. 토란에는 칼슘, 비타민B군, 당질, 단백질 등이 함유되어 있으므로 말려서 가루로 먹으면 강정제强精劑 효과를 나타낸다. 또한, 토란 가루를 깨소금과 섞어서 음식 양념으로도 사용할 수 있다. 다만, 날 토란은 독이 있으므로 먹어서는 안 된다.

• 가지, 오장 기능을 강화한다

가지 열매는 한약명으로 '가자茄子'라고 하는데 차가운 성질이 있어 열을 내리고, 혈액 순환을 돕고, 통증을 멎게 하고, 부기를 삭이는 작용이 있다. 그러므로 혈변을 본다든가 종기가 있어 열을 품었을 때, 그리고 피부가 벗겨졌을 때 가지를 쓰면 치료해 주는 효과가 있다.

가지는 영양적 가치는 적지만 항암 작용이 높다. 그리고 혈중 콜레스테롤 저하 작용과 이뇨 작용 등이 과학적으로 밝혀졌다. 또한, 가지는 오장의 기능이 약하거나 고혈압에 좋다. 가지 열매는 동맥경화증, 간질병과 통풍 때 식이요법에 쓰인다. 그리고 가지의 뿌리와 줄기는 가지 열매보다 훨씬 찬 성질이 강하여 오래된 이질이나 혈변, 각기脚氣, 다리의 힘이 약해지고 저리거나 제대로 걷지 못하는 병, 치통, 동상의 치료에 쓰인다. 보통 가지는 달여서 먹지만, 동상에 걸려서 아프고 가려울 때는 가지 달인 물에 동상에 걸린 부위를 씻고 담그거나, 아니면 가지 생즙이나 살짝 태운 가지 가루를 환부에 바르기도 한다.

구내염에 걸렸을 때는 서리맞은 가지를 말려서 가루를 내어 입안에 뿌린다. 그리고 독버섯을 먹고 중독되었을 때는 가지를 날로 먹거나 삶아 먹으면 즉석에서 낫는다. 그리고 식도염에는 가지 뿌리 5~6g을 1회분으로 달여서 하루 2~3회씩 2~3일을 복용하면 좋다. 또한, 위십이지장궤양에는 가지 뿌리 5~6g을 1회분으로 끓여 하루 2~3회씩 15일 이상 복용하고, 가지잎을 많이 볶아 가루를 내어 1회에 7g씩 하루 세 번 식전에 소금 약간과 술을 탄 온수와 함께 먹는다. 그리고 위암에는 꽃받침을 태워서 작은 숟갈로 2숟갈씩 먹거나 달여서 먹는다. 그리고 유방암에는 가지를 말려 태워서 재로 사용하거나 즙을 내어 바르거나 뿌리, 가지 등을 태워 바르며, 삶은 물에 자주 씻어주면 좋다. 종기나 유옹젖앓이, 열이 나고 오싹오싹 춥고 아프다, 장 출혈에는 말린 가지를 가루를 내어 먹거나 알약으로 만들어 먹으면 효과가 있다.

• 도토리, 유해 물질을 배출시킨다

도토리는 성질이 따뜻하고, 맛은 쓰고 떫으며 독이 없다. 설사와 이질을 낫게 하고, 장위腸胃, 창자와 위를 든든하게 하며, 몸에 살을 오르게 하고, 튼튼하게 한다. 장을 수렴하여 설사를 멈추게 해준다. 도토리 속에 함유된 아콘산acornic acid은 인체 내부의 중금속 및 여러 가지 유해 물질을 흡수하여 배출시키는 작용을 한다. 도토리는 피로 회복 및 숙취에 탁월한 효과가 있고, 소화 기능을 촉진하며, 입맛을 돋워 준다. 또한, 당뇨 및 암 등 성인병 예방에 효과가 있으며 잇몸 염, 인후두염, 화상 등에 효과가 있다. 『동의보감』에는 늘 배가 부글거리고 끓는 사람, 불규칙적으로 또는 식사를 끝내자마자 대변을 보는 사람, 소변을 자주 보는 사람, 몸이 자주 붓는 사람에게는 도토리묵 한 가지만 섭취하더라도 원인 치료가 쉽게 이루어진다고 기록되어 있다.

• 녹두, 오장 기능을 활성화한다

녹두는 원기를 돋우어 주는 역할과 오장의 기능을 활성화하며 해열, 오줌소태, 설사, 소갈증, 복수腹水, 땀띠, 여드름, 각종 피부 질환에 좋고, 체내 축적된 노폐물을 제거하는 효과가 있다. 백 가지 독을 풀어주는 명약으로 알려진 녹두는 간을 보호하고, 위를 튼튼히 하며, 눈을 맑게 해주고, 살을 찌지 않게 하며, 피부의 탄력을 도모하고, 마음을 안정시켜주는 작용을 한다. 특히, 피로할 때나 입술이 마르고 입안이나 혀가 헐었을 때 녹두를 섭취하면 효과가 있다. 또한, 녹두는 소화성이 좋고 해열, 고혈압, 숙취에 효과적이다.

• 코코아, 몸속 독성을 제거한다

코코아에는 항산화 물질인 에피카테킨epicatechin, 카테킨catechin, 타닌, 카카오폴리페놀cacaopolyphenol, 비타민E 성분이 풍부하게 함유되어 있어 세포를 손상시키고 암을 유발하는 우리 몸속의 독성을 제거해 주어 노화 방지와 암 예방에 좋다. 그래서 코코아를 하루 두 컵씩 마시면 두뇌 건강에 이로워 기억력 감퇴를 막아준다. 이것은 코코아에 풍부한 항산화 성분인 플라보노이드flavonoid가 두뇌에 원활한 혈액 공급을 돕기 때문인데, 이탈리아에서도 코코아를 매일 마시면 알츠하이머를 억제할 수 있다는 연구 결과도 발표되었다.

　코코아의 카카오폴리페놀에는 면역 조절 기능이 있고, 감기 예방, 알레르기 억제 효과와 카카오폴리페놀에 포함된 플라보노이드에는 심근경색 등의 심장 질환을 억제하는 작용도 있다. 코코아에 들어 있는 미량의 카페인은 중추신경을 가볍게 자극해서 침체된 기분을 밝게 해주는데, 코코아에는 극미량의 카페인이 들어 있기 때문에 어린이가 마셔도 건강에 나쁜 영향을 주지 않는다는 장점이 있다. 초콜릿 성분의 하나인 데오브로민theobromine은 대뇌피질을 부드럽게 자극해서 사고력을 올려준다. 또한, 코코아는 강심 작용, 이뇨 작용, 근육 완화 작용 등 뛰어난 약리 작용을 인정받고 있다. 데오브로민, 카페인 등은 알칼로이드alkaloid로 불리는데 중추신경에 작용하는 물질로서 피로 회복, 스트레스 해소에도 효과가 있다. 원산지에서 코코아는 오랫동안 약으로 쓰였고, 16세기 유럽에서는 빈혈, 식욕부진, 성욕감퇴, 발열, 피로 등을 완화하는 의학 용도로 사용되었다.

• 우엉, 피를 깨끗하게 한다

　섬유질의 보고인 우엉은 연근과 함께 뿌리채소의 대표적인 식품이다. 특히, 우엉에 많이 함유된 섬유질은 변비 예방에 도움을 준다. 우엉에 많이 들어 있는 식이섬유는 섬유질 자체의 수분 보유력으로 자신보다 16배나 무거운 물을 머금어 변을 부드럽게 해주고, 배변의 양을 증가시킬 뿐만 아니라, 장내 박테리아의 활동을 도와 발효가스를 발생시켜 변을 시원히 볼 수 있게 한다.

『본초비요』에는 우엉이 피를 깨끗하게 하고, 열을 내리고, 또한 인후병咽喉病과 가래, 기침을 치료하고, 모든 종기와 독을 제거시킨다고 쓰여 있으며, 『본초강목』에서는 우엉이 오장의 나쁜 사기를 제거하고, 손발의 허약함을 치료하며, 중풍, 각기, 머리에 나는 종기, 가래를 치료하고, 하복부 내장의 통증을 치료한다고 쓰여 있다.

우엉의 뿌리나 잎을 즙을 내어 바르면 벌레에 물리거나 쏘인 데 효과가 있으며, 또한 땀띠와 접촉성피부염, 습진에도 효과가 있다. 그리고 우엉술우엉 한 뿌리를 소주 두 컵에 붓고 일주일 후 복용을 만들어 먹으면 피곤할 때 피로에서 회복시켜 주며 나쁜 혈액을 배출해 주어 불임여성에게 좋다. 그리고 우엉 뿌리나 잎을 달여서 좌욕하면 탈항이 치료되고, 우엉의 잎이나 뿌리를 달여서 그 물을 발라도 소염·해독 작용이 있어 땀띠가 심할 때 효과가 아주 좋다. 그리고 우엉의 잎을 찧어 즙을 내어 두피에 바르고 난 뒤 다음 날 아침에 씻어내면 비듬이 없어진다. 그리고 우엉을 죽으로 쑤어 먹으면 뇌졸중 예방에 많은 도움이 되며, 우엉죽은 신장의 기능을 좋게 하여 몸속의 노폐물을 배출하고, 혈액 순환을 좋게 한다. 또한, 한방에서는 '우방자牛蒡子'라 부르는 우엉 씨는 해열 성분이 있어 열이 나거나 편도염, 인후염 등 목구멍이 아플 때 효과가 있다. 마지막으로, 우엉즙이나 우엉씨를 달여서 먹으면 고름이 빠지는데, 특히 외이염, 중이염 환자에게 아주 좋다. 종기가 있을 때는 잎과 줄기를 찧어 바르면 된다.

자시子時에는
'담낭'이 일한다

◀◀◀

자시^{23:30~01:30}에는 반드시
자고 있어야 한다

밤 11시 30분에서 1시 30분까지 자시子時에는 담낭의 기운이 왕성한 시간이다. 담낭은 우리 몸의 대립된 기능들을 화해하고 조절해 주는 역할을 맡으므로 '중정지부中正之府, 인체의 중심'라고 하며, 유·무형의 균형을 조절하며, 관용의 경락이다.

담낭이 일하는 자시는 하루의 모든 것을 용서하고 인자하게 베푸는 시간으로서 인체의 유·무형의 균형을 따져서 평안을 찾는다. 담낭 경락도 머리에 제일 많이 분포되어 있으며, 측면을 통해 지나는 유일한 경락이다.

담낭의 구조와
기능

담낭은 우리 몸의 병을 방지하고, 몸의 균형을 유지하며, 외부로부터 들어온 이물질을 해독하고, 구석구석의 기능을 감찰하는 사법부의 역할을 한다. 또한, 우리 몸이 힘을 쓸 수 있도록 하는 원동력에 점화를 시켜 주고 혈액 순환을 왕성하게 하므로, 만약 담낭이 제 기능을 발휘하지 못하게 되면 오장육부는 그 어느 하나도 제대로 돌아갈 수 없게 된다.

밤 11시 30분부터 1시 30분까지 자시의 두 시간은 생리적으로 가장 중요한 시간이다. 왜냐하면 시계의 바늘도 천구의 북극 및 남극과 천정天頂의 어떤 지점을 연결한 큰 원, 즉 자오선子午線을 그리고 있듯이, 자시는 우리 몸의 머리 꼭대기에서부터 발가락 끝까지 뇌수腦髓, 두개골 속에 보호되어 있으며 중추 신경계의 대부분을 차지하고 특정한 다수의 신경 세포가 집합하여 온몸의 신경을 지배하고 있는 부분라는 중요한 물질을 공급받는 시간이기 때문이다.

'뇌수'는 뇌를 이루는 깊고 정밀한 진액으로서 매우 중요한 물질이다. 뇌수는 원래 신장에서 만들어 척추를 통해 머리로 올려보낸 것으로, 자시가 되면 다시 척추를 통해 뼈 마디마디에 공급된다. 곧 자시가 되면 담낭의 기운이 머리의 뇌수를 운반하여 척추를 통해 사람에게 있는 365개의 골절마디의 마디마다 이 진액을 공급해 준다. 이 진액이 뼈로 들어가면 골수骨髓가 되어 하루의 기운과 힘을 공급받는다.

만약 자시에 잠들지 못한다면 우리 몸의 원동력이 되는 이 진액을 공급받지 못해서 잠에서 깨어나도 개운하지 못할 뿐만 아니라 온종일 피로한 상태가 되어 힘도 그만큼 쓸 수 없게 된다. 특히, 뇌수나 골수와 같은 수액은 고요한 상태에서 눈에 보이지 않게 그 기운이 흘러간다. 가득 찬 큰 강물이 흘러가는지 정지해 있는지 쉽게 식별할 수 없을 만큼 고요히 흘러가듯이, 매우 고요한 상태를 유지할 때 뇌수의 기운을 받을 수 있게 된다. 따라서 일찍 잠을 자는 사람일수록 충분한 하루의 기운을 받을 수 있다.

자시에 이러한 기운을 잘 받고 있다는 상징으로 어린아이는 고추가 서고, 청장년층은 몸을 두 바퀴 움직이고, 노인들은 잠에서 깨어 화장실에 가게 된다. 남자의 성기를 '자지子至'라고 부르는 것은 "어린아이의 고추가 자시에 선다."는 말에서 유래한 것이다. 따라서 자시에 고추가 서는 아이는 건강한 아이로, 그러한 기운을 충분히 받고 있다는 증거인 셈이다. 또한, 젊은 청장년층은 자시에 뇌수를 잘 공급받고 있다는 증거로 몸을 뒤척거려 두 바퀴 돌리고, 전반적으로 몸이 쇠약한 노인은 그 기운을 덜 받아 소변을 보게 되는 것이다.

이처럼 자시에 뇌수를 공급받아 그 진액은 뼛속의 골수가 되고 이것이 다시 전 오장육부와 피 속에 진액으로 작용하여 암과 같은 무서운 질병으로부터 자신을 스스로 보호하는 자생력을 갖추게 되며, 아울러 피부도 윤택해진다. 그리고 이러한 영양분을 온몸에 골고루 받음으로써 자시부터 우리의 몸은 다시 따뜻해지기 시작한다. 이때부터 벌써 우리 몸은 다음 날을 위한 준비를 서서히 하는 것이다.

결론적으로 말하면, 자정에 잠을 잘 자고 있느냐 아니냐에 따라 우리의 건강이 좌우된다고 할 수 있다. 즉, 자시에 두 시간을 잘 자는 것이 낮 동안 열 시간 자는 것보다 훨씬 건강에 좋다. 상쾌하고 건강한 하루를 위해서는 반드시 자시에 잠을 자는 습관을 들여야 한다.

• 담낭의 기능

담낭은 일반적으로 '쓸개'라고 불리는 기관이다. 지방이 많은 음식물이 위에서 십이지장으로 배출되면 십이지장이 자극을 받아 콜레시스토키닌cholecystokinin이라고 하는 호르몬이 분비되며 이 작용으로 담낭이 수축되고, 이와 동시에 괄약근이 이완되면서 짙은 담즙을 일시에 장내에 배출된다. 이것이 음식물, 특히 지방질의 분해에 도움이 된다.

담낭은 또한 저장하고 배설하는 기능이 있어 소화에 관여한다. 담즙의 배설 장애는 황달을 일으키고, 소화에 지장을 주기도 한다. 담낭은 간에서 나오는 담즙을 일시적으로 저장하면서 담즙의 농도를 약 10배 정도 농축시킨다. 이때 농축되는 정도는 그 사람의 기분에 크게 좌우되는데, 기쁘면 담즙의 농도가 희박해지고, 슬퍼지면 진해지며, 화를 내면 담도가 막혀 담즙이 혈관으로 들어간다. 한편 담즙은 소장과 대장 등의 연동운동을 항진시키며, 장내 세균의 번식을 억제하는 작용을 하고, 방부 작용을 하기도 한다.

특히, 이 담즙의 분비를 조절함으로써 체액의 산성과 알칼리성 간의 평형을 유지하므로 담낭의 기능이야말로 간과 더불어 인간의 생체 기능을 원활하게 유지하게 하는 가장 으뜸이 되는 역할을 한다고 할 수 있다.

『황제내경』에서는 '담낭'을 땅의 기운으로 생겨났다면서 기항지부奇恒之府라고 불렀는데, 현대의학적으로는 담즙을 저장·배설하는십이지장으로 담즙을 배출하여 소화를 돕는 작용을 하는 기관으로 보고 있지만, 한의학적으로는 중정지부로서 심포의 기능에 함께하여 의식이나 사고 활동의 혼적魂的, 정신 개념을 실현하고 있으며, 저장 배설된 담즙은 장으로 들어가 지방을 유화하여십이지장에서 지방을 분해하여 음식물의 소화를 돕는다.

담즙은 지방 효소의 분비와 장의 연동 운동에 관여하고, 췌장액은 알칼리성 소화액을 분비하며, 위의 산을 십이지장에서 중화시키며, 단백질과 지방질 및 탄수화물을 분해한다.

담낭 이상으로 나타나는 병증

담낭은 간장과 함께 목木에 속하는 장부이다. 총담관總膽管, 간으로부터 나온 좌우의 간관과 쓸개에서부터 나온 쓸개관이 합쳐져서 십이지장으로 연결되는 관이나 간관肝管, 간에서 생성된 쓸개즙을 운반하는 가는 관에 담석이 막히거나, 간 또는 담낭에 병이 생겨 담즙의 배출이 안 되면 결국 담즙 성분이 피 속으로 거꾸로 흘러들어 황달이 일어난다.

『동의보감』에서는 담낭이 몸에서 일어나는 여러 가지 장애를 조절하는 기능이 있다고 보았기 때문에 오장육부가 담낭에 가서 자기 활동에 대하여 결재를 받는다고 했으며, 담낭을 중정지관으로서, 즉 "어느 쪽에도 치우침이 없이 정확하게 정당하게 처리하는 기관"으로서 결단최후의 결정을 주관한다고 했다.

이러한 담낭의 기능은 인간의 식견과 용기라는 사유 활동의 배후에 중요한 역할을 담당하고 있다. 담낭의 기능이 약해지면 무서워하고 잘 놀란다. 그래서 흔히 사람들이 '담력'이 약하다느니 하는 것이다.

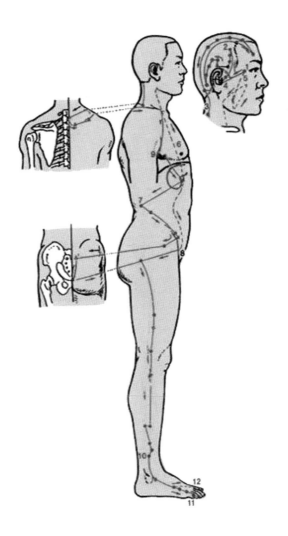

🫛 | 담낭의 균형이 깨지면 나타나는 병증들 |

• 만성피로가 생긴다.

• 겁이 많고 잘 놀란다.

• 마음이 허전하고 텅 빈 것 같아 잠을 못 잔다.

- 한숨을 자주 쉬며 가슴이 답답하다.

- 협심증으로 가슴이나 등이 조여드는 듯하다.

- 밤낮없이 소변을 자주 본다.

- 겁이 많고 잘 놀란다.

- 다리에 쥐가 잘 난다.

- 목디스크가 있고, 목과 척추뼈가 찍어 누르듯이 아프다.

- 유방암, 임파결핵, 유방결핵이 발생한다.

- 담석증이 생긴다.

- 담경허 요통으로 바늘로 찌르듯이 아프며 허리를 펴거나
  뒤를 돌아보지 못한다.

- 통풍으로 피부가 청색으로 변하고 닿기만 해도 불로 지지
  는 것처럼 아프다.

- 온몸의 뼈 마디마디가 쑤시고 아프다.

- 편두통이 온다.

▌담낭에 좋은
▌운동

담낭은 영양분의 흡수를 돕는 소화액인 담즙을 저장하는 곳이다. 담낭은 간에서 만들어진 담즙쓸개물을 그 속에 저장하며 담즙 속에 있는 물기를 12분의 1까지 졸아들게, 즉 농축시키는 일을 한다.

그리고 음식물이 위에서 십이지장으로 내려오면 반사적으로 담낭이 수축하면서 담즙을 쏟아내어 총담관을 통해 십이지장을 내려보낸다. 총담관이나 간관에 담석이 막히거나, 간 또는 담낭에 병이 생겨 담즙의 배설이 안 되면, 결국 담즙 성분이 핏속으로 거꾸로 흘러들어 황달이 일어난다.

담즙, 즉 쓸개즙은 간에서 하루 약 600cc$^{박카스\,6병}$가 만들어져 담낭에 보관된다. 담즙은 소장 속에서 지방분기름기을 소화하는 데 작용한다. 살이 찌면 담석이 생길 확률이 높으며, 과체중으로 인해 간이 혹사당하게 되면 간은 액체 상태보다 더 걸쭉한 형태의 담즙을 생성하는데, 그렇게 걸쭉한 담즙이 담석으로 변하기 쉽다.

담낭에서 배출되는 담즙은 스트레스와 관련이 있어서 스트레스를 받으면 소화에 영향을 주어 지방을 분해하지 못해서 위장 장애도 일으킨다. 한의학에서 간장담낭은 투쟁의 동력을 만들어내는 장기라고 설명한다. 그래서 담낭의 기능이 약해졌을 때는 화를 내게 되며, 얼굴색도 청푸른색으로 변한다. 간과 담낭은 나무의 색이기 때문이다. 이럴 경우 푸른 들판이나 나무가 가득한 숲을 걷게 되면 담낭에 영향을 주어 마음이 진정된다.

▌담낭을 건강하게 해주는 음식

• 푸른색의 음식과 신맛은 담낭을 건강하게 해준다

담낭에 좋은 음식은 주로 푸른색 채소나 신맛이 나는 것이다. 양념을 많이 한 음식이나 짜고 자극성이 강한 음식을 많이 먹으면 담즙이 많이 분비되므로 좋지 않다. 따라서 소화가 잘되는 정상적인 식사를 하는 것이 좋으며, 지방은 담즙의 분비를 자극하므로 포화지방산이 많은 동물성 지방은 피하는 게 좋다.

또한, 곡류, 감자류, 채소, 과일류 등의 탄수화물 식품을 많이 먹어서 지방 제한에 따른 열량 부족분을 보충한다. 채소와 과일류에 많은 섬유소는 콜레스테롤과 변비도 막을 수 있어서 좋다. 자극성 있는 알코올과 가스를 형성하는 탄산음료는 담낭의 수축을 촉진할 수 있으므로 피하도록 한다. 그리고 다이어트를 하느라 지방을 거의 섭취하지 않으면 간에서 대신 콜레스테롤을 많이 만들어 담낭에 오래 고여 있게 되면 담즙에서 딱딱한 돌 같은 결석이 만들어지므로 지나친 다이어트를 하지 말아야 한다.

• 강낭콩, 피를 맑게 해준다

영양가가 높지는 않지만, 영양소가 균형 있게 함유된 강낭콩은 특히 비타민B1, 비타민B2가 많아 쌀밥을 주식으로 하는 사람들에게는 탄수화물 대사를 도와주는 식품으로 아주 좋다. 초조함을 자주 느끼거나 숙면을 취하지 못하는 사람은 강낭콩을 볶아먹으면 불안과 긴장이 완화되고, 또한 강낭콩에는 강장 작용을 하는 식물성 섬유도 풍부하게 들어 있으므로 자주 먹어주면 좋다.

특히, 강낭콩 꼬투리에는 인슐린의 원료가 되는 아연이 들어 있으므로 풋 강낭콩의 꼬투리를 즙을 내어 마시면 당뇨병, 심장병, 고혈압에 좋다. 강낭콩은 불포화지방산이 많이 들어 있고, 중성지방을 낮춰주며, 질 좋은 단백질이 많이 함유되어 있으며, 콩의 레시틴 성분이 콜레스테롤 수치를 낮춰주고 피를 맑게 해준다.

• 오미자차, 모든 장기에 좋다

맵고, 짜고, 쓰고, 시고, 단 다섯 가지 맛을 모두 가져서 '오미자五味子'라는 이름이 붙은 오미자의 열매와 껍질은 달면서도 시고, 씨앗은 매우 면서도 쓴맛이 나며, 과육과 씨를 함께 먹으면 짠맛이 나는데, 그 약효도 다양하다. 『본초강목』에 의하면, 신맛은 간, 짠맛은 신장, 매운맛은 폐, 쓴맛은 심장, 단맛은 위장을 보호한다. 허준도 『동의보감』에서 오미자는 허한 기운을 보충하고, 눈을 밝게 하며, 신장을 데워 양기를 돋운다고 소개하고 있다. 오미자의 대표적인 약리 성분은 항산화 효과를 나타내는 '리그닌lignin'인데, 화학물질의 일종으로 각종 미생물과 해충으로부터 자신을 보호하는 역할을 한다.

하지만 오미자는 몸속에 들어가면 항산화 물질로 바뀌어 세포 손상을 막고, 항노화와 암 발생 억제 효과를 나타낸다. 『동의보감』에서도 오미자차를 오래 마시면 피부가 맑아진다고 나와 있다.

• 귤, 면역력을 올려준다

귤에는 베타-클립토키산틴β-criptoxanthine이라는 물질이 함유되어 있는데 이것은 암을 예방해 줄 뿐만 아니라 면역력까지 증가시켜 준다. 또한, 비타민C가 풍부한 귤은 신진대사를 활발하게 해서 체온이 내려가는 것을 막고, 외부에 노출된 피부와 점막을 튼튼하게 해서 감기를 예방해 준다. 그뿐만 아니라 비타민C는 피부를 하얗고 윤기 있게 만들어 주므로 특히 여성들이 먹으면 피부를 매끄럽게 해주고 혈색을 좋게 한다.

또한, 굴에는 비타민A도 듬뿍 들어 있어 눈 건강에도 탁월한 효과가 있다.

• 포도, 기력 회복에 좋다

포도는 근육과 골격을 튼튼하게 하고, 기를 돕고, 힘을 배증시켜 의지를 강하게 하며, 습기를 제거하고, 몸을 살찌우고 건강하게 하며, 기아와 한풍寒風을 견디게 하고, 오래 계속 섭취하면 몸을 가볍게 하여 나이를 먹지 않고 장수할 수 있게 도와준다. 포도에는 과당과 포도당이 풍부해서 소화 및 흡수가 되기 쉬우므로 피로 회복에 좋다. 또한, 주석산, 구연산, 사과산 등의 성분을 가지고 있어서 향기가 뛰어나고 새콤한 맛이 나기 때문에 식욕 증진에도 효과가 있다. 포도당과 과당 때문에 포도에는 단맛이 나는데 포도당은 몸 안으로 흡수되어서 병을 앓고 있는 사람의 빠른 기력 회복에 좋아 병원에서는 링거포도당로 치료제로 사용한다.

그리고 포도는 혈액의 흐름을 원활하게 하므로 소변을 잘 나오게 하는 작용도 하고, 스태미나stamina 증진에도 사용되며, 또한 포도에는 뼈를 약화시키는 나트륨의 흡수를 줄여 주는 작용도 있어 골다공증을 비롯한 갱년기 여성의 여러 질병을 치료해 주며, 칼슘의 흡수를 도와주는 비타민C와 비타민D가 풍부하게 들어 있다.

• 앵두, 혈액 순환과 순환대사를 활발하게 한다

혈액 순환을 촉진하고 수분 대사를 활발하게 하는 성분이 들어 있어 부종을 치료하는 데 좋고, 폐 기능을 도와주어 가래를 없애고 소화기관을 튼튼하게 하여 혈색을 좋게 한다. 동상에 걸렸을 때 즙을 내어 바르면 효과가 있다. 날로 먹거나 젤리·잼·정과·앵두편·화채·주스 등을 만들어 섭취하게 되면 좋다. 소주와 설탕을 넣어 술을 담그기도 하는데, 이 술은 피로를 풀어주고 식욕을 돋워 준다.

• 매실, 근육을 튼튼하게 해주고 토역곽란에 좋다

매실은 구연산의 함량이 다른 과일에 비해 월등히 많아서 섭취한 음식을 에너지로 바꾸는 대사 작용을 돕고, 근육에 쌓인 젖산을 분해해서 피로를 풀어주고, 칼슘의 흡수를 촉진하는 역할을 한다. 『본초강목』에서는 매실이 간장과 담낭을 다스리며, 근육세포을 튼튼하게 해주며, 피로 회복에 효과가 있다고 쓰여 있다. 그리고 매실은 사지 통증을 멈추게 하며, 토역곽란체하여 갑자기 토하고 설사하는 급성 위장병을 멈추게 하고, 주독술에 중독되어 얼굴에 생기는 붉은 반점을 없애며, 종기를 없애고, 담낭을 없앤다. 월경불순, 염증대하여자의 생식기에서 흰빛이나 붉은빛의 곱처럼 끈끈한 액체가 나오는 병에 좋으며, 대변불통변비, 대변하혈항문이나 하문으로 피를 쏟는 병, 소변혈뇨피오줌를 낮게 한다.

그리고 매실은 입속의 냄새를 없애며, 중풍과 경기를 다스린다. 매실은 알칼리 식품 중 하나로, 여름철에 심한 갈증을 해소하고, 살균 작용이 있으며, 물과 피, 음식물에 들어 있는 독을 없애주는 해독 작용을 한다. 그래서 매실은 소화불량을 해소하고, 위장 장애를 치료하며, 위산의 양을 조절해 주므로 식사 후 매실즙이나 매실차를 마시면 소화에 도움이 된다. 게다가 매실은 빈혈과 변비 치료에 좋으며, 피부 미용에도 좋고, 간장 기능을 회복하여 피로를 풀어준다.

• 땅콩, 콜레스테롤에 좋다

땅콩은 토코페롤^{tocopherol}의 보고다. 불포화지방산이 많이 들어 있는데, 그중에서도 리놀산과 아라키돈산 같은 필수지방산이 많은 것이 특징이다. 무기질로는 인산이 레시틴의 형태로 다량 함유되어 있는 데 비해 칼슘이 적게 들어 있는 산성식품이다. 땅콩이 소장에서 소화된 후에 담즙과 접촉할 때 담즙 내의 콜레스테롤을 흡수하므로 콜레스테롤 양이 줄어든다.

항산화란 체내 대사 과정에서 발생하는 활성산소의 활동을 억제하는 것을 말하는데, 활성산소가 많으면 노화가 빨리 진행되고, 각종 질병과 암에 걸릴 확률이 높아진다. 땅콩에는 이런 항산화 물질이 풍부해서 각종 질병과 암 예방에 도움이 된다. 니아신^{niacin}이 다량 함유되어 간 기능을 도와 숙취 해소에 좋고, 각종 비타민이 함유되어 있어 피로 회복에 도움이 된다.

• 잣, 원기를 돋군다

한방에서는 잣을 '해송자海松子'라 부르는데, 잣을 먹으면 몸이 산뜻해지고, 장수불로長壽不老하며, 조금 먹어도 영양이 좋고, 뼈마디가 쑤시는 신경통과 풍증中風으로 인한 마비, 어지럼증 등에 좋으며, 피부를 윤택하게 하고, 오장에 영양이 되며, 허하고 여위어 원기가 쇠약한 것을 보한다.

또한, 잣은 신진대사를 활발하게 하고, 위나 폐의 작용을 도우므로 체력이 약한 사람, 기력이 없는 사람, 기침과 가래가 심한 사람에게도 좋으며, 단백질이 풍부해서 매일 50알씩 죽을 쑤어서 먹으면 노화 방지에도 도움이 되고, 귀울림 증세에도 효과가 있다. 그리고 잣으로 만든

'잣술'은 혈압도 내려준다. 또한, 잣은 철분이 시금치보다 두 배나 많이 함유되어 있으므로 철분 결핍성 빈혈을 예방하고 치료하는 데 효과적이다. 잣의 풍부한 마그네슘은 동맥을 이완시키고 혈압을 떨어뜨리고, 칼슘의 혈관 벽에 축적되는 것을 방지하여 동맥경화를 예방하고 정상적인 혈압을 유지하는 데 도움을 준다.

• 신김치, 소화 흡수를 도와준다

발효로 인해 생기는 물질과 숙성 과정 중에 생기는 젖산은 식중독, 대장암 등 각종 균을 억제하는 작용을 하는 것으로 알려졌는데, 신김치의 신맛은 간장과 담낭에 좋다. 김치를 담글 때 젓갈을 첨가함으로써 단백질을 어느 정도 섭취하게 도와주며, 단백질의 분해로 인해 생긴 아미노산은 칼슘의 공급원이 되기도 한다.

김치에 들어 있는 무기질, 즉 칼슘, 인, 구리, 소금, 철분 등은 비타민의 흡수를 돕는 효능이 있으며, 채소류의 식염과 즙 등을 통해 복합 작용을 하고 소화와 흡수 등의 작용을 촉진한다. 그 외 양념으로 들어가는 마늘과 고추, 생강 등은 여러 가지 약리 작용을 하여 우리 몸을 건강하게 만들어 준다.

• 식초, 체내 노폐물 배출과 지방 분해를 촉진한다

식초의 구연산과 아미노산 성분이 체내 노폐물의 배출과 지방 분해를 촉진하여 지방이 축적되는 것을 방지해 비만을 예방하여 다이어트에 도움을 준다. 아미노산 같은 유기산과 비타민, 미네랄이 풍부하여 젖산을 분해하여 피로 회복에 좋다. 식초의 신맛은 간장과 담낭의 기운 보충에 도움이 되며, 소화액의 분비를 촉진하여 식욕을 돋워 준다. 양조식초에 들어 있는 아미노산은 체내에 지방이 쌓이는 것을 막아주므로 식초를 물에 타서 마시면 변비에도 탁월한 효과가 있다. 다만, 위궤양이나 위산과다인 사람이 식초를 많이 섭취하면 위산 분비가 촉진되어 위벽이 헐 수 있으므로 적당량을 먹는 게 좋다.

▶▶▶ **12**

축시^{丑時}에는
'간'이 일한다

▶▶▶

축시^{01:30~03:30}에는 충분히
수면을 취하라

새벽 1시 30분부터 3시 30분까지의 축시^{丑時}는 간장 기능이 왕성한 시간이다. 이때는 땅의 기운이 상승하며 가장 활발하게 활동하면서 땅의 기운인 지기^{地氣}에서 흡수한 인체의 모든 혈을 해독하는 시간이다. 그런 후에 하루를 시작할 수 있는 새벽의 가장 깨끗한 기를 폐장이 흡식^{吸息}할 수 있도록 인체를 청소한다. 간은 피를 깨끗하게 해주고, 몸에 나쁜 물질이나 병균을 없애주는 해독 작용을 한다.

신시^{오후 3:30~5:30}에 우리 몸의 폐수^{廢水}가 처리된 뒤 유시^{오후 5:30~7:30}부터는 몸속의 피가 서서히 식으면서 맑고 깨끗해진다. 이때부터 벌써 간은 피를 맑고 깨끗하게 하는 일에 참여하기 시작하며, 술시^{오후 7:30~9:30}에 이르러 대부분의 피가 간으로 모이게 된다. 축시^{밤 1시 30분~3시 30분}가 되면 간에서는 그동안 깨끗하게 정혈시킨 모든 피를 온몸으로 서서히 보내기 시작한다. 즉, 유시부터 서서히 식기 시작하여 해시에 이르러 가장 떨어졌던 피와 몸의 온도가 자시부터 다시 따뜻해지기 시작하여, 축시가 되면 전신에 따뜻하고 깨끗한 피가 골고루 공급된다.

즉, 이때 피가 온몸을 돌면서 손가락 끝이나 발가락 끝, 눈꺼풀에 이르기까지 골고루 기운을 공급하여 서서히 우리 몸이 기운을 받아 움직이게 된다. 그래서 이때쯤이면 깊은 잠에 빠졌던 사람도 눈꺼풀을 깜빡이면서 움직인다. 이는 피를 공급받았다는 상징으로서 일종의 워밍업, 즉 전신에 피가 정상적으로 공급되고 있다는 몸의 신호에 해당하는 것이다.

만약 이 시간에 충분히 잠을 자지 못하면 아침에 눈을 떴을 때 눈꺼풀이 무겁고 일어나기가 싫어진다. 이는 그만큼 피를 맑고 깨끗하게 정혈시키지 못했다는 증거로서, 잠을 더 잠으로써 전날에 사용한 피를 맑고 깨끗하게 만들려는 신체적인 요구라 할 수 있다. 술시나 해시부터 자기 시작하여 자시와 축시에 담낭과 간의 기운을 잘 활용한 사람은 인시에 눈을 뜨면 쾌적하게 시동이 걸려서 온종일 활기찬 생활을 해나갈 수 있다. 따라서 하루의 힘과 기운은 자시의 담낭 기운과 축시의 간 기운에 달려 있다고 해도 지나친 말이 아니다.

간장의 구조와 기능

간의 가장 큰 특징 중의 하나는 혈액 공급을 이중으로 받는다는 것이다. 인체의 모든 장기는 동맥으로 혈액이 들어와서 모세혈관을 거치면서 산소와 영양분 등의 교환이 이루어진 후에 정맥으로 나가게 되어 있는데, 간은 간동맥과 간문맥이라는 두 혈관으로부터 혈액을 공급받는다. 즉, 다른 장기와 마찬가지로 간동맥을 통해서는 소가 풍부한 동맥혈이 유입되어 간세포에서 산소와 이산화탄소의 교환이 이루어지고, 간문맥을 통해서는 위나 장에서 흡수된 영양분 등이 정맥혈에 유입되어 간에서 영양분의 가공 처리 및 저장과 독소의 해독이 이루어진다.

또한, 대장에 살고 있는 수많은 세균 중 일부가 혈액으로 유입될 때 이 세균들이 제거되지 못하고 그대로 증식하면 패혈증이란 무시무시한 병에 걸릴 수 있는데, 간이 외부에서 들어온 이물질 제거에 도움을 줌으로써 이것을 막아준다. 그리고 간은 각종 비타민과 철분, 구리, 아연 등의 미네랄을 저장하는 저장 기능도 가지고 있다. 보통 외부에서 비타민 공급이 없어도 비타민A는 10개월 이상 지탱할 수 있고, 비타민B12는 1년 이상, 비타민D는 3~4개월 정도 지탱할 수 있다.

간장 이상으로 나타나는 병증

• 간장은 근육을 주관하기 때문에 근육에 영향을 미친다

간은 오행 중에서 목木에 해당하며 '시작, 출발, 상승'의 의미를 지니고 있다. 몸에서 소통과 발설發說이 잘되어야 하는데 이것이 안 되어 울결鬱結, 답답하고 뭉침과 흉협고만胸脇苦滿, 가슴과 옆구리가 그득하고 괴로운 증이 되면 마음이 조급하고 화를 잘 내고, 위기衛氣, 음식의 양분이 살갗을 튼튼하게 하여 몸을 호위하는 기운가 하강하지 못하고, 비기脾氣, 영양분을 몸속이나 혈관 속으로 내보내는 역할가 상승하지 못하여 구토와 설사를 하게 된다.

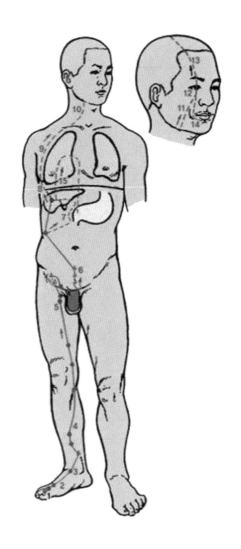

또한, 간장과 담낭에 병적으로 열이 과해지면 이 열을 타고 간독^{肝毒}, 간 건강을 해치는 성분이나 담즙이 심장으로 올라갈 수 있으며, 그로 인해 습과 함께 열이 심장으로 가게 되면, 심장의 울열^{鬱熱}, 몸의 열을 밖으로 내보내지 못하여 생기는 병이 생겨 전신으로 독과 열이 퍼져 전신이 가렵거나, 소변이 진하게 되거나, 열이 위로 올라가 담즙 분비가 적어짐으로써 지방 소화

에 문제를 일으켜 설사하기 쉽다. 나무가 뻗어 나가는 것과 같은 특성이 있는 간장은 답답하게 막히거나 가득 차는, 즉 울체鬱滯되지 않게 하는 기능이 있다. 따라서 간 기능에 이상이 오면 기가 막혀서 울화병이 생기기도 하고, 여성의 경우는 스트레스로 인해 생리가 중단되기도 한다. 또한, 술을 마시지 않았는데도 간암이나 간경화로 고통받는 경우도 있는데 이는 기의 흐름이 막혔기 때문이다.

서양의학과는 달리 한의학에서는 '근육'을 '근'과 '육'으로 나누어 생각하는데, '근'의 활동은 '간'과 관련이 있고, 근육 내에 포함된 영양소적 요소를 다룰 때는 '육'으로 분류하여 비장과 관련이 있는 것으로 판단한다. 그래서 계속해서 근육을 자극하면, 즉 운동이나 노동, 일상적인 신체 활동을 하면 근육이 피로해진다. 이때 느끼는 '피로'라는 것은, 간의 글리코겐과 함께 산소 등이 감소되는 반면에, 글리코겐이 분해되어 생성된 황산과 같은 산성 물질과 대사 생성물인 노폐물들이 혈액에 용해되어서 일종의 근筋 중독을 일으키는 상태를 말한다. 그러므로 근육의 피로는 간과 밀접한 관계가 있다.

간장과 담낭이 허약한 사람은 심장과 소장을 뒷받침하는 힘이 약하고, 신장과 방광에 부담을 준다. 또한, 폐와 대장의 기운이 너무 왕성한 사람은 간장과 담낭이 허약해질 가능성이 있으니 주의해야 한다. 관용구인 "간이 서늘하다."는 말은 간장과 담낭이 그만큼 밀접하기 때문에 생긴 것이다. 따라서 간장과 담낭에 질병이 생기면 서로 영향을 미치게 된다. 담즙은 간에서 만들어지므로 간의 기능이 좋아야만 간장과 담낭 작용이 원활해진다. 간장 기능의 이상 항진으로 인한 담즙의 과잉 생산은 황달의 원인이 되기도 한다.

인간이 무슨 일을 꾀하거나 궁리하는 것, 판단력 등은 모두 담낭 기운의 강약뿐만 아니라 간장 기능과도 관련이 있다. 그러므로 간장과 담낭이 서로 협력해야 용감해진다.

간이 약하면 눈이 메말라 껄끄럽고 뻑뻑하며 사물이 분명하게 보이지 않는 안구건조증이 생긴다. 이때 눈이 충혈되면서 아프고 눈에 막이 끼거나 어찔한데, 심하면 야맹증에 걸리고, 풍기중풍를 동반하면 눈을 위로 치켜뜨게 된다. 안구건조증은 위장의 열 때문에 눈 속의 수분이 마르는 증상인데 간장 경락을 다스림으로써 치료할 수 있다.

또한, 간장은 오른쪽 늑골에 자리하고 있어서 간장에 문제가 생기면 오른쪽 늑골에 통증이 오는 '우협통右脇痛'으로 고생할 수 있다.

간 기능이 저하되게 되면 담즙 분비가 원활하지 못해서 변비 증상이 동반된다. 간의 균형이 깨질 때 머리가 어지러워서 자꾸 눕고 싶어지는 것도 간이 허해서 힘줄이 늘어져 힘이 없어져서 오는 것이다.

간에 열이 많을 경우에는 안압이 올라가고, 두통까지 동반하게 되는데 이것은 녹내장의 원인이 된다.

신맛은 오미에서 간장과 관련이 있으므로 신맛을 지나치게 섭취하면 간장 기운을 너무 왕성하게 만들어 오히려 간장의 병증을 유발하는 원인이 된다. 특히, 임신하면 신맛의 음식을 많이 찾게 되는 것은 태아에게 혈액을 많이 공급하려고 혈액의 저장소인 간장이 약해졌기 때문이다.

간의 균형이 깨지면 시력 장애, 편두통, 피로, 협통脇痛, 갈빗대 있는 곳이 결리고 아픈 병도 오게 되며, 늑막염폐 표면을 덮는 막에 염증이 생긴 것, 간장장애, 간경화, 간염, 간암, 담결석, 산후제통출산 후에 오는 통증, 현기증, 근육통, 눈 충혈, 황달, 흑달黑疸, 황달의 일종 등의 병증이 올 수 있다.

- 눈앞에 꽃 같은 게 어른거리고, 어지러우며, 힘줄이 당긴다.

- 근육의 굴신이 불편하다.

- 월경량이 줄어든다.

- 정서적 활동이 제대로 이루어지지 못해 억울한 기분이 들고, 흥분하기 쉽다.

- 대변이 가늘어지거나 배변 후에도 시원한 느낌이 들지 않는다.

- 쉽게 피곤하고 움직이기 싫어진다.

- 손발톱이 메말라서 갈라지거나 부서진다.

- 단백뇨가 온다.

- 몸이 저리거나 남의 살처럼 감각이 둔해진다.

- 갑자기 시력이 나빠진다.

- 음부 소양증이 생긴다.

- 고환 함몰이 발생한다.

- 성장통이 느껴진다.

- 시도 때도 없어 눈물이 줄줄 난다.

- 코피가 난다.

- 야맹증이 발생한다.

- 결막염, 유행성 눈병이 생긴다.

- 결막염도 간장 기능과 관련되어 발생한다

 눈병을 침으로 다스리는 것에 대해 생소한 환자도 있겠지만, 필자는 눈의 염증이 침으로 바로 치료되는 것을 자주 경험했다. 사실 한의학에서도 간과 눈은 아주 관계가 깊다고 설명하고 있다. 그러므로 모든 눈병을 간의 열을 내리는 방법으로 치료하면 굳이 항생제를 먹지 않아도 가려움증이 바로 사라지거나 빠른 시일 내에 상태가 호전된다.

결막은 눈을 외부에서 감싸고 있는 조직으로, 눈의 흰자위인 '구결막'과 윗눈꺼풀을 당겼을 때 진한 분홍색으로 보이는 '검결막'으로 나뉜다. 결막염이란 이 결막에 염증이 생긴 것을 말하며, 결막염은 원인에 따라 감염성과 비감염성으로 나뉜다.

감염성 결막염은 세균, 바이러스, 진균^{곰팡이균} 등의 여러 가지 병원균에 감염되어 발생하며, 비감염성 결막염은 외부 물질에 대한 알레르기 반응으로 발생하는 알레르기성 결막염과 같이 비감염 세균성 결막염은 적절한 항생제 성분의 안약을 눈에 넣어서 치료하면 쉽게 낫게 되는데, 간혹 만성 결막염으로 이행하는 경우도 있다.

바이러스성 결막염은 특별한 치료 방법이 없으며, 시간이 지남에 따라 자연적으로 낫는다. 결막염을 매우 심하게 앓을 경우에는 눈을 뜨기 힘들 정도로 눈꺼풀이 부어오르고, 드물게는 각막 상피가 벗겨지기도 한다. 결막염에 걸린 경우 특별한 치료를 하지 않아도 2주 정도면 대부분 자연적으로 치유되며, 적절한 항생제를 사용하면 수일 내에 바로 호전된다.

알레르기성 결막염의 경우에는 알레르기를 유발하는 물질과 접촉하지 않으면 증상이 호전되지만, 접촉 시에는 염증이 더 심해진다.

필자는 간장 치료를 통해 결막염을 고친 사례가 있다. 어느 날 모임에 참석했는데 잘 아는 분^{56세 남성}이 눈병이 나서 연고를 바르고 있었다. 그래서 늘 침을 가지고 다니는 필자는 바로 눈병을 치료하기 위해 자침했다. 자침 후 2~3분 안에 가려움증이 사라졌고, 몇 분이 더 지나자 붉은 기운도 많이 가라앉았다. 상태가 이렇게 호전되자, 그분은 며칠 후 비행기를 타고 멀리 출장을 가야 해서 걱정을 많이 했다면서 병원에서 결막염이란 진단을 받고 준 연고를 발랐지만, 여전히 가렵고 충혈이 가라앉지 않았다고 했다.

그래서 필자는 그분이 출장 가기 전까지 두 번 더 치료한 결과, 충혈도 사라지고 가려움증 역시 사라졌다.

사실 이 환자는 직업상 스트레스를 많이 받았다. 당연히 스트레스가 이 환장의 간을 열 받게 했다. 게다가 그분에게는 이미 당뇨와 고혈압이 있었다. 외유내강형으로 겉으로는 유해 보였지만 속으로는 엄청나게 고집도 있고 강한 성격의 이 환자는 눈병이 오기 전에 사업장에서 많은 일로 인해 스트레스를 받았다고 했다.

하지만 겉으로 표현하지 못하는 성품이라서 혼자서 많이 고민하며 힘들었던 것 같았다. 이후 특별히 감염될 환경이 아니었음에도 불구하고 눈에 열이 오르면서 염증이 유발된 것으로 보였다. 그래서 필자가 간의 열을 내리는 혈 자리에 자침하자 열이 내리고 염증이 바로 가라앉았던 것이다.

간장에 좋은 운동

간에 좋은 운동은 '정신운동'이다. 즐거운 생각을 많이 하고, 모든 일을 긍정적으로 사고한다면 간 건강에 많은 도움이 된다. 간은 근육을 주관하는 기관으로 근력 운동이 좋다. 근력 운동은 인체의 신진대사를 높여주므로 체내 에너지 소모를 많이 하여 체지방을 줄이는 데 아주 효과적이다. 구체적으로 예를 들면, 등산, 근력 운동, 유산소 운동, 명상, 조깅 등이 있다.

간을 건강하게 해주는 음식

몸과 마음을 편안하게 해주는 녹색 음식, 즉 녹색 과일과 채소에는 풍부한 엽록소가 들어 있어 신진대사를 원활하게 해주고, 피로를 풀어주며, 신체의 자연 치유력을 높이는 효능이 있다. 한의학에서는 녹색이 간과 담낭의 건강에 해당하는 색깔로서 봄에 수확하는 음식과 신맛을 의미한다. 그래서 간에 좋은 식품을 알아보면 주로 녹색 음식이다. 봄철에 나는 채소와 과일을 먹어 비타민을 빨리 공급하면 간에 좋다. 녹색 음식은 피를 만들어 세포의 재생을 돕고, 혈중 콜레스테롤 수치를 낮추고, 간의 노폐물을 제거한다. 간의 균형이 깨지면 신경질적이거나 화를 잘 내는데 이럴 경우 푸른 채소나 미나리, 해산물 등으로 간의 건강을 도와주면 좋다.

• 결명자, 눈에 좋다

결명자는 간과 신장을 돕고, 눈도 밝게 하고, 변비와 고혈압에 효험이 있으며, 해독 작용을 한다. 예로부터 한방에서는 결명자를 간장의 열을 다스리는 데 주로 많이 썼는데, 이것을 한방적으로 해석하면 간장의 열이 위로 치솟아 풍열風熱, 발열과 오한 증상이 상초에 머물면 눈이 충혈되면서 밝은 빛을 싫어하고, 빛을 쬐면 눈물이 나오는 등의 증상이 생기기 때문에 간열을 내리는 데 결명자를 썼던 것이다. 눈은 간과 직접적으로 연관되어 있으므로 차가운 성질의 결명자가 더워진 간을 식혀줘서 밝게 된 것이다.

• 넙치, 간장 질환에 좋다

넙치는 비타민이 많고, 단백질이 우수해서 당뇨병, 간장 질환자에게 좋은 식품이다.

• 다슬기, 간장 기능을 향상시킨다

다슬기는 간 기능이 떨어지는 사람에게 좋다. 다슬기는 성질이 서늘하고, 맛은 달며, 독이 없다. 다슬기는 간장과 신장에 작용하여 갈증을 그치게 하고, 배 속의 창자를 치료하며 간장의 열과 염증, 눈의 충혈과 통증을 다스리고, 대소변을 잘 나가게 한다. 그리고 다슬기는 음식을 먹은 후 일정한 시간이 지나서 토하는 반위反胃와 위장이 아주 차가운 위장냉증 및 위통과 소화불량, 만성간염, 간경화, 지방간을 치료한다. 다슬기에 들어 있는 푸른 색소는 사람의 간 색소와 흡사하여 간장과 담낭 질환에 오래전부터 민간요법 재료로서 널리 이용되었다.

• 산낙지, 정력에 좋다

인간은 단백질이 부족하면 성호르몬의 분비도 줄어든다. 따라서 단백질이 모자라게 식사하면 스트레스와 섹스에 약해진다. 이런 경우 낙지를 먹으면 좋은데, 낙지를 구성하고 있는 단백질에는 필수 아미노산의 함량이 많고, 특히 타우린taurine은 간장의 작용을 돕고 정력 왕성하게 만든다.

• 오가피 열매, 대사 촉진과 강장 작용을 한다

오가피 열매는 잎이 다섯 개라 '오가피五加皮'라 부른다. 『동의보감』에 오가피 열매는 '노화 방지로 생명을 연장시켜 신선의 경지에 이르게 하는 명약'이라는 기록이 남아 있다. 간염 상태를 나타내는 간장 GPT를 낮추는 데는 오가피의 엘레우테로사이드이 eleuthero-E 성분이 인삼의 진세노사이드 ginsenoside 성분보다 무려 74.9%나 효능이 높다. 오가피는 신체의 대사 촉진과 강장 작용을 하여 균형이 깨진 신체의 기능을 조금씩 정상화하고, 신진대사를 활발하게 해주어 피로 회복을 돕고, 식욕을 증진시킬 뿐만 아니라 스트레스를 받았을 때 정신 신경계의 흥분을 억제하는 역할도 한다.

• 재첩, 간장 기능을 회복한다

재첩에 들어 있는 타우린은 콜레스테롤 저하와 간 기능 회복을 도와준다. 또한, 타우린은 쓸개즙의 배설을 촉진해 간의 해독 작용이 활발해진다. 재첩에는 비타민A, 비타민B, 비타민C 등 각종 무기질이 풍부하게 함유되어 음주 후 숙취 제거에 탁월한 효과가 있어 재첩으로 끓인 국은 최고의 해장국으로 손꼽힌다. 재첩은 간장병, 황달 등에 좋고, 병을 앓고 난 후 쇠약한 사람을 보호하는 데 좋을 뿐만 아니라, 비타민B와 베타인, 메티오닌 등의 아미노산은 타우린이나 아미노산은 담즙산과 결합하여 해독 작용을 함으로써 간장의 기능을 촉진해 숙취에는 물론이고, 황달 치료에도 많은 도움이 된다. 이 밖에도 재첩에는 여러 가지 미네랄과 소화를 돕는 각종 효소가 들어 있어서 성분들이 복합적으로 상승 작용을 함으로써 간 기능을 향상시킨다.

• 청국장, 간장 보호 기능이 있다

청국장에는 술과 담배에 시달린 간장을 보호하는 성분이 들어 있다. 그리고 청국장에는 청국장균이 생성해 놓은 여러 가지 소화를 돕는 활성 효소가 가득 들어 있어 제약회사에서 만들어낸 고단위 소화효소제보다 안전하며 효과가 뛰어나고 영양이 풍부해서 몸에 매우 이롭다. 생청국장을 그대로 먹으면 소화효소제와 영양소를 동시에 섭취할 수 있어 아이들의 성장을 돕고, 성인에게는 노화나 성인병을 예방하며, 특히 중년 남성에게는 스태미너를 증진시키고, 피부를 윤택하게 만들어 준다.

• 클로렐라, 간장과 신장 기능에 좋다

클로렐라는 콜레스테롤 수치를 떨어뜨리고, 간장과 신장 기능에 도움을 준다. 클로렐라는 움직이는 부유 미생물 녹조식물로서 그 안에 성장촉진인자 C.G.F가 들어 있어 중독성 물질을 배출한다. 클로렐라의 세포 부활 효과로 인하여 음주 후에 먹으면 숙취가 가시고, 속이 메스꺼운 증상도 없어지므로 술로 인한 간장 회복에 특효가 있다. 클로렐라에 들어 있는 비타민, 미네랄, 엽록소, 효소 등은 간장 세포를 재생시키고 신진대사를 촉진해 간 건강에 도움을 준다.

• 셀러리, 강장 작용이 뛰어나다

셀러리celery의 줄기 부분에는 비타민A, 칼슘, 철, 카로틴, 비타민C가 들어 있어서 뇌 신경을 강화해 주고, 혈액을 깨끗이 해서 순환을 잘 되게 하여 뇌 신경을 강화해 주는 효과가 있으며, 이뇨 작용, 강장 작용 등의 효과가 있다.

• 파슬리, 빈혈에 좋다

파슬리 생즙은 빈혈이 있는 사람에게 좋다. 또한, 장기간 파슬리를 복용하면 비타민A, 비타민C의 작용으로 주근깨, 기미 등을 없애고, 거친 피부에 효과적이다. 또한, 파슬리의 성분은 혈관, 특히 모세혈관이나 동맥의 건강을 유지하는 효과가 있어서 갑상샘이나 부신副腎의 기능을 정상화하는 데 필요한 산소 대사에 없어서는 안 될 중요한 물질이다. 다만, 파슬리는 향이 강해서 다른 야채즙과 혼합해야 먹기가 좋다.

• 인진쑥, 간장의 열을 제거한다

인진쑥은 간의 열을 제거하고, 황달을 없애주며, 간 기능을 개선해준다. 인진쑥은 간 기능을 활성화시키는 영양 성분과 많은 활성 영양소, 비타민, 미네랄이 풍부하여 간 기능 개선에 도움이 되며, 체내 독성 노폐물을 몸 밖으로 내보내 간을 깨끗이 하고, 간의 해독 기능을 도와준다. 인진쑥에 함유된 양질의 섬유소와 타닌의 흡수 작용을 통해 대장의 수분 대사 조절하여 묽은 변을 해소해 주며, 장의 연동 운동과 점액 분비를 원활하게 해준다.

또한, 인진쑥은 여성의 이유 없는 만성적 허리 통증과 어깨결림의 원인인 냉기와 습기를 해소하는 데 도움이 되며, 또한 피를 맑게 해주고 혈액에 남아 있는 콜레스테롤을 줄여서 혈압 조절, 어혈 해소, 지방 분해 등에도 큰 도움이 된다.

• 대합탕과 조갯국, 간 피로를 풀어준다

조갯국은 술안주와 해장 음식으로 좋은데, 조개류에 많이 함유된 타우린 성분 때문이다. 타우린은 간의 피로를 풀어주고 해독 능력을 북돋워 주는데 모시조개, 바지락, 대합 등의 조개류와 새우, 낙지에 풍부하게 들어 있다.

• 돌나물·미나리·씀바귀, 간장에 도움을 준다

간장이 나빠졌을 때는 돌나물, 미나리, 씀바귀의 생즙을 하루 1~2회 정도 1회에 찻잔으로 한 잔씩 마셔주면 좋다.

• 레몬차, 피로 회복에 좋다

레몬은 비타민C가 듬뿍 들어 있어 피로 회복에 좋고, 소화불량, 가슴이 답답하고 상복부의 통증, 오심, 구토, 식욕 부진 등이 있을 때 혈액을 정화해 준다. 한방에서 레몬은 '구연枸櫞'이라는 이름으로 약용되고 있는데, 과즙이 많고 신맛이 강하며 향기가 짙다고 하여 '향연香煙' 이란 이름으로도 불린다. 레몬차는 간장 기능을 활성화시켜 주고, 혈관의 활동을 촉진시켜 주는 효과가 있다.

한의학에서의 건강이란 사람의 육장육부의 음양陰陽, 허실虛實, 한열 寒熱이 균형을 이룬 것이라고 말할 수 있다.

사람의 육장육부의 음양, 허실, 한열의 균형이 깨졌을 때 병이 들어 왔다고 한의학에서는 표현되는데, 병은 고치는 것이 아니라 원래 있던 것으로, 균형을 이루어 회복하여지는 것이다.

각 장부를 건강하게 해놓으면 그 장부가 지배하는 부위와 그 외 장부 까지 저절로 회복되는 것이다.

현대에 살고 있는 인간에게는 건강한 삶을 위해 서양 의학, 식품학, 영양학 등에 치우치면서 건강을 추구하며 살아가고 있다. 개개인이 영 양에 대한 균형보다 혹은 자연적인 것보다는, 서양의학에 근거하여 보 이는 것과 나타나 있는 것에 의존하며 살아가고 있다. 현대 의학을 믿 으며 살다 보니 발병되었을 때는 자연적인 치료보다는 현대 의학에 의 거하여 치료가 달라진다. 또한, 먹는 것과 하루 활동이 이 건강하지 않다 보니 치료가 되는 분야보다는 치료되지 않은 질병이 더 많아지고 있으며 새로이 명명된 질병은 점점 더 늘어나고 있다.

우리 몸은 늘 균형이 깨지려는 것을 조절함으로써 조화를 이루고자 한시도 멈추지 않고 끊임없이 활동한다. 그렇게 우리는 건강을 유지하게 된다.

자연의 원리에 기초한 섭생을 통해서 생활한다면 육장육부의 균형이 조절되므로 우리 몸에 맞게 건강한 삶을 영위하게 될 것이다.

육장육부에 맞는 시간 활동과 자신에게 맞는 균형 있는 영양식으로 자신의 건강을 지키는 것이 현대를 살아가고 있는 사람들에게 가장 중요한 숙제일 듯싶다.

에필로그

24시간 건강한 생활법

내 몸이 반란을 일으킨다

초판 1쇄   2017년 07월 01일

지은이   김현숙
발행인   김재홍
편집장   김옥경
디자인   이유정, 이슬기
교정 · 교열   김진섭
마케팅   이연실

발행처   도서출판 지식공감
등록번호   제396-2012-000018호
주소   경기도 고양시 일산동구 견달산로225번길 112
전화   02-3141-2700
팩스   02-322-3089
홈페이지   www.bookdaum.com

가격   15,000원
ISBN   979-11-5622-297-2 03510

CIP제어번호   CIP2017014571
이 도서의 국립중앙도서관 출판도서목록(CIP)은 서지정보유통지원시스템 홈페이지(http://seoji.nl.go.kr)
와 국가자료공동목록시스템(http://www.nl.go.kr/kolisnet)에서 이용하실 수 있습니다.